FRAGMENS

SUR

L'ÉLECTRICITÉ

HUMAINE.

FRAGMENS

SUR

L'ÉLECTRICITÉ

HUMAINE.

Par M. R E T Z *, Médecin à Paris.*

PREMIER MÉMOIRE,

CONTENANT *les motifs & les moyens d'augmenter & de diminuer le fluide électrique du corps humain dans les maladies qui l'exigent.*

SECOND MÉMOIRE,

CONTENANT *des recherches sur la cause de la mort des personnes foudroyées, & sur les moyens de se préserver de la foudre.*

A AMSTERDAM

Et se trouve A PARIS,

Chez MÉQUIGNON, l'aîné, Libraire, rue des Cordeliers, près des Ecoles de Chirurgie.

M. DCC. LXXXV.

OUVRAGES du même Auteur, qui se trouvent chez le même Libraire.

I.

MÉTÉOROLOGIE appliquée à la Méde-decine & à l'Agriculture, Ouvrage qui a remporté le prix, au jugement de l'Académie Impériale & Royale des Sciences & Belles-Lettres de Bruxelles, sur cette question.

Décrire la température la plus ordinaire des saisons au Pays-Bas, en indiquer les influences, tant sur l'économie animale que végétale; marquer les suites fâcheuses que peuvent avoir des changemens notables dans cette température, avec les moyens d'y obvier.

I I.

On y a ajouté le TRAITÉ *du nouvel Hygrometre comparable, du même Auteur,* in-8°. *avec figures.*

I I I.

RECHERCHES Pathologiques, Anato-miques & Judiciaires, sur les signes de l'empoisonnement; ou Réponse à cette question :

Quels sont, dans les Malades & les Cadavres, les signes certains d'après lesquels un Médecin puisse décider qu'un homme a été empoisonné par un corrosif lorsqu'il lui faut éclairer les Juges sur ce délit ?

I V

PRÉCIS d'Observations, sur la nature, les causes, les symptômes, & le traitement des Maladies épidémiques qui regnent tous les ans à Rochefort, & qu'on observe de temps en temps dans la plupart des provinces de France, avec des Conseils sur les moyens de s'en préserver.

V.

MÉMOIRES pour servir à l'Histoire de la Jonglerie.

V I.

DES MALADIES de la Peau, de leur Cause, de leurs Symptômes, des traitemens qu'elles exigent, & de ceux qui leurs sont contraires, avec figures.

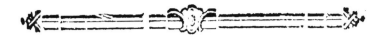

AVANT-PROPOS.

CES Mémoires fur l'*Electricité Humaine* font connus ; le premier a en fa faveur le fuffrage d'une Compagnie favante : l'Académie de Lyon, qui en a fait une mention honorable en 1780 ; ils ont été publiés l'un & l'autre dans l'*Efprit des Journaux* & dans le *Tableau raifonné des Sciences & des Arts*, en 1782 & 1783. Je n'ai pu me refufer à des demandes réitérées de la part de quelques perfonnes, qui n'avoient pas ces productions, & qui defiroient de les ajouter à celles qu'on aime à recueillir fur le même fujet.

Elles intérefferont principalement par la nature des faits qu'elles contiennent ; on ne ſauroit trop augmenter la Collection de ces ſortes de faits ; il faut s'attendre à les voir, lorſqu'ils feront aſſez nombreux & aſſez bien appliqués, opérer une révolution dans la Science électrique, détruire la plupart des opinions reçues dans cette Science & peut-être changer toute la face des théories adoptées ſur ce ſujet par les Phyſiciens. Cette révolution eſt déjà preſſentie par les nouvelles réflexions de M. MARAT dans ſon Ouvrage couronné par l'Académie de Rouen.

On trouvera, dans le premier des Mémoires ſuivans, des faits tous différens de ceux qui ont été conſignés dans l'Ouvrage de M. l'Abbé BERTHOLON, couronné par l'Académie de Lyon ; ils ont plus de rapport à la Partie Médicale de la queſtion propoſée que ceux de ce Phyſicien, qui, n'étant pas Médecin, s'eſt reſtreint à des faits de Phyſique, & n'a pu faire aucune application des faits de Médecine, combinés avec les phénomenes des maladies.

Ce ſont auſſi des faits qui rendent le ſecond morceau intéreſſant. Ils tendent à donner une autre explication des phénomenes de l'Electricité en général, de laquelle réſulteroient de nouvelles lumieres ſur l'application de cet agent à la Médecine, & de nouvelles vues pour diriger l'uſage de ce ſecours. Bien loin de prétendre à détruire les opinions reçues ; ce ſont des doutes que je propofe ; quand ils ne perfuaderoient pas, ils feront propres à faire naître des idées qui mettront fur la voie d'une théorie plus fatis-faifante ; on ne fauroit s'empêcher de la defirer, fi l'on remarque combien celle qui eft adoptée, eft fufceptible de réfutation.

Auffi n'ai-je traité des anciennes théories que parce que je n'avois aucun autre moyen de lier les faits entre eux, & de parler le langage de la Science électrique ; fans ce fecours, l'application des Obfervations n'auroit pas été poffible : je ne me ferois pas fait entendre. J'ai donc dû rapporter toutes les données relatives à l'électricité, dont on a tiré des *conféquences* ; mais je ne les garantis point ; je n'ai eu d'autre deffein que de faire une récapitulation fuccinte des connoiffances fpéculatives des Phyficiens fur le fluide électrique humain, & de chercher enfuite un guide plus fûr dans les obfervations de Médecine, combinées avec les feuls phénomenes évidens de l'électricité.

Ces données, que la plupart des Phyficiens regardent comme des *principes*, je me contenterai de les expofer comme des *demandes*, en attendant que les preuves par les faits qu'il s'agit de s'en procurer, aient diffipé le doute de ceux qui ne fe laiffent pas perfuader par les feuls raifonnemens.

La matiere que je vais traiter mérite d'exciter de plus en plus l'attention des gens de l'Art, fur-tout depuis que l'application de l'électricité aux maladies, commence à paſſer par les mains des Méchaniciens, qui ne connoiſſent ni l'économie animale, ni ſes dérangemens, ni par conféquent la portée du ſecours qu'ils adminiſtrent, & qui le rendent par-là, j'oſe le dire, un remede ſouvent dangereux.

FRAGMENS

FRAGMENS

SUR

L'ÉLECTRICITÉ

HUMAINE,

OU PREMIER MÉMOIRE,

Extrait d'une réponfe à cette queftion, propofée par l'Académie de Lyon.

QUELLES *font les maladies qui procédent de la plus ou moins grande quantité du fluide électrique du corps humain, & quels font les moyens de remédier aux unes & aux autres,* dont cette Compagnie a fait une mention honorable, *en* 1780.

Exemplaris enim , &c.

PRÉLIMINAIRES.

. . . . . CE n'eft pas un fait, c'eft mille faits qui font néceffaires pour fervir de bafe à une feule conféquence. L'Ou-

A

vrage attendu doit être le fruit des obfervations raifonnées fur l'état des malades , & combinées avec d'autres obfervations fur la quantité du fluide électrique du corps humain , démontrée phyfiquement.

Le fluide électrique du corps humain démontré phyfiquement ! Des difficultés qui paroiffent d'abord infurmontables, arrêtent ici le Phyficien ; le Médecin recule à la vue des mêmes obftacles; mais le Phyficien & le Médecin s'entre-éclairant de leurs lumieres , & fe fervant mutuellement d'appui , s'avancent avec plus de fermeté dans les chemins tortueux qui menent à la connoiffance defirée , & efperent de parvenir au bout de la carriere.

Les principales de ces difficultés font , 1°. l'impoffibilité de démontrer phyfiquement la quantité du fluide électrique du corps humain. Aucun inftrument propre à cette démonftration , n'a paru jufqu'ici fur le théâtre du monde phyficien. On ne peut donc obferver le fluide électrique du corps humain par lui-même; mais la phyfique nous invite à y fuppléer par un inftrument propre à indiquer les effets de la

préfence de ce fluide, & par conféquent
de fa plus ou moins grande quantité :
je veux parler des obfervations à faire
fur le thermometre; la matiere électrique étant regardée comme du feu, fon
influence dans les organes des corps vivans doit caufer la chaleur ; la plus ou
moins grande élévation du thermometre appliqué à la peau , indiquera donc
la quantité de fluide électrique du corps
humain.

Cette hypothefe eft fufceptible de
diverfes objections fondées ; c'eft pourquoi je me hâte de prévenir que mon
deffein n'eft pas de mefurer le fluide
électrique du corps humain par le thermometre ; je prétends feulement ne
pas négliger ce genre d'obfervations.
C'eft ainfi que le défaut des connoiffances directes dans les fciences oblige
de faire fervir à leur avancement des
acceffoires , des circonftances qui y ont
rapport : le Navigateur , qui parcouroit
les mers avant la découverte de la
bouffole, dirigeoit fa route fur le cours
des aftres, & fe guidoit par l'obfervation des continens , des ifles , des
rochers , des bancs de fables , par l'ap-
parition des poiffons , par la préfence

de certaines plantes, par le paſſage
des oiſeaux, par le mouvement des
eaux, &c.

Une ſeconde difficulté, qui n'eſt pas de
moindre conſéquence, eſt celle d'ob-
ſerver la quantité du fluíde électrique de
l'atmoſphere ; nous avons peu d'obſervations électrométriques ; nous manquons,
pour ainſi dire, de l'inſtrument propre
à les faire ; les électrometres ſont diſ-
pendieux, difficiles à placer, leur uſage
eſt dangereux ; de-là les obſervations
ſur le fluide électrique de l'atmoſphere,
ſont en petit nombre.

Mais la plus grande de toutes les
difficultés vient de ce que les obſervations électrométriques ſont défectueuſes.
En effet, elles ſont preſque uniquement
ment l'ouvrage des Phyſiciens, elles ne
ſont point liées avec celles des Médecins ſur les maladies, &, ſans cette
liaiſon, il n'y a point de conſéquence
ſolide à eſpérer de leur travail iſolé.
Quelle confiance mériteroient des ré-
ſultats tirés des obſervations électrométriques d'un homme, & des obſervations médicinales d'un autre? Quel
ſeroit le garant de la contemporanéité
de ces obſervations, quel moyen de

concilier la diftance des lieux où elles auroient été faites, la différence des climats, &c. enfin d'éviter mille erreurs dans de telles combinaifons?

PREMIERE PARTIE.

QUESTION PRÉLIMINAIRE.

Quelles font les caufes de la plus ou moins grande quantité du fluide électrique du corps humain.

PREMIERE DEMANDE.

LA matiere électrique exifte; elle embraffe tout l'univers; elle pénétre tous les corps répandus dans l'univers.

SECONDE DEMANDE.

ELLE eft de deux fortes, à la confidérer par rapport aux êtres qu'elle embraffe: *le fluide électrique*, toujours actif & dans un mouvement perpétuel entre les corps & l'atmofphere; & le *phlogiftique* ou le fluide électrique fixé dans

A 3

les corps & tendant perpétuellement à
s'en dégager pour reprendre sa premiere
forme.

TROISIEME DEMANDE.

Il y a des loix d'affinité entre le
fluide électrique & les corps, selon que
leur tissu est plus propre à s'imprégner
de phlogistique ; de-là les corps *electrici per se , electrificabiles , electrici simul
& electrificabiles.* L'atmosphere est in-
capable d'admettre le phlogistique ; elle
est seulement conducteur d'électricité.

QUATRIEME DEMANDE.

Les corps vivans sont composés de
phlogistique , ou le phlogistique entre
dans la composition des parties solides
des corps vivans , leurs parties liquides
sont, comme l'air , conducteurs d'électricité.

CINQUIEME DEMANDE.

L'ATMOSPHERE est à l'égard de
l'homme, le réservoir d'où le fluide
électrique découle en lui ; il s'y insinue

par le moyen des humeurs avec lefquelles il fe mêle ; il eft pris dans ces
humeurs pour s'identifier avec la fubftance animale, & former le phlogiftique, comme le chyle fournit le fuc
nourricier qui fe transforme en parties
folides pour la nutrition.

Sixieme Demande.

Le fluide électrique & le phlogiftique confervent entre eux un rapport fi
intime, que l'action de celui-ci d'en-
trenir le mouvement, dépend de l'impreffion de l'autre qui excite le mouvement. Ce mouvement confifte dans
l'évaporation continuelle du premier,
& l'action continuelle de l'autre, qui
tend à la récupérer. C'eft ce mouvement qui entretient la vie. Lorfque le
fluide électrique ne peut plus s'affi-
miler à la fubftance de l'homme, il n'y
a plus de mouvement, plus d'économie ; le tout fe décompofe, & cette
décompofition eft la mort.

Septieme Demande.

La nature qui a établi l'affinité électrique des corps, les a de même foumis à la loi d'équilibrité; par cette loi, le corps qui a le plus, donne à celui qui a le moins; ce commerce eſt univerſel; il exiſte principalement entre l'atmoſphere & nous. Si l'atmoſphere a plus d'électricité, elle ſe communique aux hommes qui, eu égard à leur électricité habituelle, deviennent alors électriques en plus; ſi au contraire; le phlogiſtique eſt attiré des corps humains dans l'atmoſphere, comme il arrive dans les temps humides & orageux; époque à laquelle les hommes devenus électriques en moins, ſont foibles, indolens, comme énervés, incapables d'aucune action de vigueur.

HUITIEME DEMANDE.

L'ÉQUILIBRE entre l'électricité atmoſphérique & celle des hommes, établit la ſanté, reſpectivement à cette propriété de l'air.

Qui dit équilibre, exprime une choſe très-ſuſceptible de dérangement. En effet, combien n'y a-t-il pas de cauſes dans l'atmoſphere ? combien n'y en a-t-il pas d'autres dans le corps humain, capables de faire pencher d'un ou d'autre côté la balance de l'électricité? Chacun de ces dérangemens, confidérés relativement à la fanté des hommes, fera un anneau de plus ajouté à la chaîne des demandes qui doivent être les fondemens de la folution projettée.

NEUVIBME DEMANDE.

L'ÉQUILIBRE de l'électricité, qui a lieu entre l'atmofphere & le corps humain, fe dérange de deux manieres : 1°. lorfque l'atmofphere a plus d'électricité, & que le corps humain, fe trouvant en avoir moins, eft forcé d'en prendre davantage; 2°. lorfque l'atmofphere, ayant moins d'électricité, dépouille les hommes d'une partie de leur électricité, & les rend moins électriques.

DIXIEME DEMANDE.

IL y a deux caufes de ces dérangemens : la difpofition de l'atmofphere & celle du corps humain à fe charger plus ou moins de fluide électrique.

Ici, la chaîne des demandes fe divife en deux : une des branches s'étend vers la difpofition de l'atmofphere à varier fon degré d'électricité, & l'autre vers la même difpofition des hommes. La premiere mene au réfultat fuivant des expériences nouvelles & lumineufes de M. MAUDUIT.

ONZIEME DEMANDE.

L'HUMIDITÉ ou le mêlange des vapeurs eft la propriété de l'air la plus convenable pour dépouiller les corps du fluide électrique, & par conféquent les hommes.

Onze expériences, des faits de phyfique convenus, diverfes autorités, amenent la demande fuivante compofée de plufieurs.

DOUZIEME DEMANDE.

L'ÉQUILIBRE de l'électricité entre l'atmofphere & les hommes, fe dérange, 1°. quand l'air fe charge de vapeurs; alors l'atmofphere, ayant befoin d'une plus grande quantité de fluide électrique pour tenir en diffolution les nouvelles vapeurs qui s'élevent, attire ce fluide de tous les corps adjacens, & rend les hommes moins électriques.

2°. Quand l'air eft fec & chaud; alors le fluide électrique qui domine dans la conftitution, fe communique aux hommes, & ils deviennent plus électriques.

3°. Quand l'air eft fec & froid, conftitution dans laquelle l'atmofphere riche de fluide électrique, augmente l'activité du phlogiftique humain, & rend les hommes très-électriques.

4°. Quand la conftitution eft froide & humide, laquelle tend à dépouiller abfolument les corps d'électricité.

Il s'agit maintenant de dire quelles font les maladies que chacune de ces conftitutions occafionne, de les décrire, de les diftinguer les unes des autres, & de celles qui, quoique régnantes aux mêmes époques, doivent cependant leur origine à d'autres influences que l'abondance ou le défaut d'électricité : il faut les caractérifer par des fymptômes propres, marquer leurs diverfes modifications, & de-là paffer aux moyens de les guérir; mais il nous refte un article à traiter auparavant.

Reprenons la chaîne des demandes à l'endroit où elle fe divife en deux branches, & formons la feconde branche

des recherches fur la difpofition des
hommes à fe charger d'électricité en
plus ou à devenir moins électriques.

Je n'entrerai point à ce fujet dans
les mêmes détails que le Mémoire ; je
réfumerai en peu de mots.

Treizieme Demande.

L a conftitution, l'âge, le fexe ; les
tempéramens, le climat que l'on habite,
les alimens dont on vit, l'exercice que
l'on fe donne , contribuent à rendre les
hommes plus ou moins fufceptibles des
maladies caufées par l'augmentation ou
par la diminution du fluide électrique.

Conséquence.

L'air fec & chaud ou fec & froid,
le tempérament bilieux , une forte
conftitution, la jeuneffe , l'ufage des
alimens échauffans, l'excès d'exercice
& les violentes paffions de l'ame, font
les caufes de la plus grande quantité
du fluide électrique du corps humain.
La moindre quantité de ce fluide pro-
cede d'une conftitution de l'atmofphere
chaude & humide, ou froide & hu-

mide, du tempérament phlegmatique, de l'abus des alimens aqueux, du défaut d'exercice, de l'épuiſement, &c.

DEUXIEME PARTIE.

SECTION I.

QUELLES *ſont les maladies qui procedent de la plus grande quantité du fluide électrique du corps humain ?*

JE n'ai ſaiſi juſqu'ici qu'un ſeul genre de maladies qui ſoit évidemment l'effet de la plus grande quantité du fluide électrique du corps humain ; ce ſont les fievres ardentes & inflammatoires du ſang, les pétéchiales & quelques Maladies rouges de la Peau.

Il y en a de pluſieurs eſpeces, les premieres différent de toutes les autres maladies par le caractere de l'efferveſcence du ſang & de l'inflammation de ſa partie globuleuſe, ſur laquelle M. DE THOURRY a démontré l'influence de l'électricité, (*ſect.* 84, ad 100, *de ſon Mémoire couronné par l'Académie de Lyon*).

Voici les fymptômes de ces maladies comparés aux effets connus de l'électricité communiquée : moyen fimple de démonftration !

CHALEUR.

LE mouvement des liqueurs, l'ofcillation des fibres, l'activité du jeu des organes, & par conféquent la chaleur, font augmentées, fur-tout dans les jeunes fujets ; de même, par l'électrifation, le degré de chaleur du corps augmente même d'une maniere fenfible par le thermometre ; il fe fait des mouvemens vifs & prompts dans les mufcles & dans les parties folides de la perfonne électrifée. L'électrifation augmente la chaleur de l'eau dans un fyphon, en même-temps qu'elle en accélere le mouvement. Faits rapportés par MM. *Sauvages, Verrati, Jallabert, de Haën, de Thourry.*

FIEVRE.

L'ÉLECTRISATION accélere le pouls & le rend plus élevé, elle caufe une fievre paffagere. Cette fievre n'eft que paffagere, parce que le féjour du fluide électrique communiqué, n'eft pas de longue durée : peu d'inftans après l'opération, l'atmofphere qui fe trouve électrique en moins, refpectivement au corps électrifé, s'empare de l'électricité dont elle a été dépouillée, & l'équilibre eft rétabli. C'eft pour éviter cette fpoliation que les Médecins électrifans tiennent les malades qu'ils électrifent dans des atmofpheres fort électriques, & c'eft prefque toujours de la négligence de cette précaution que s'enfuit le peu de fuccès de ce remede & la durée du traitement. Si une perfonne faine étoit électrifée dans une atmofphere très-électrique, & que l'électrifation durât long-temps, la fievre, de paffagere qu'elle a été obfervée par *Sauvages*, feroit continue; c'eft ce qui arrive dans les maladies en queftion par la feule conftitution électrique de l'atmofphere.

S U E U R.

U N troifieme fymptôme principal des fievres ardentes & inflammatoires du fang, eft la fueur, excrétion qui eft du nombre des principaux phénomenes de l'électricité communiquée. M. de Thourry parle d'un homme à qui l'électrisation faisoit perdre dans une heure, une livre de son poids par la transpiration.

ERUPTIONS.

Si l'on approche un corps électrique en moins, du corps d'un homme fortement électrisé pour en tirer une bluette électrique, il paroît souvent à l'endroit d'où la blessure est sortie, une petite rougeur & une légere enflure. (*Recueil sur l'Electricité*, tom. 1. pag. 110.) D'après cela, on ne sera plus surpris de ce que les fievres ardentes & inflammatoires du sang causées par l'excès du fluide électrique du corps humain, sont souvent éruptives. Le fluide électrique surabondant du corps humain en s'échappant avec la sueur, doit entraîner avec lui des parcelles d'humeurs viciées & propres à affecter la peau, par la même propriété par laquelle il s'impregne dans certaines expériences, de l'odeur, & , selon plusieurs témoignages, de la vertu des médicamens. (*Ibid.* pag. 21.)

Diarrhée.

Ce symptôme est un de ceux des fievres ardentes & inflammatoires du sang causées par l'excès de fluide électrique du corps humain, comme elle est quelquefois l'effet de l'électrisation. (*Ibid. pag.* 145 & 238.) Dans ces sortes de maladies, la diarrhée entraîne fréquemment des dyssenteries inflammatoires funestes.

Hémorragie.

La grande chaleur, & la violence des mouvemens du sang occasionnées par la surabondance du fluide électrique, rompent de petits vaisseaux & procurent une issue à ce liquide. M. de Thourry dit avoir connu un Ecclésiastique qui saignoit au nez toutes les fois qu'il se faisoit électriser.

Couleur du sang.

L'intensité de la couleur rouge du sang tiré de la veine des malades par excès de fluide électrique, répond à la solution de M. Thourry, par laquelle il fait voir que l'électricité est la cause de la rougeur du sang. *Voyez* mes nouvelles recherches sur cette constitution du sang, *des Maladies de la Peau, pag.* 15 & 16.

Les autres symptômes des maladies qui procédent de la plus grande quantité du fluide électrique du corps humain, comme la rougeur du visage, la douleur de tête ou de poitrine, l'oppression, les lassitudes, la toux, la soif, l'abattement des forces, les convulsions, &c. sont également, mais du plus au moins, les effets de l'électrisation. Ces maladies sont de différentes especes, selon que les circonstances sont plus ou moins favorables à l'augmentation du fluide électrique du corps, ou selon que d'autres causes concourrent à compliquer les dérangemens de la santé. De même les effets de l'électrisation rapportés ci-dessus, sont plus ou moins sensibles selon diverses circonstances.

CONSÉQUENCE.

LES maladies ardentes & inflammatoires du sang, dont les principaux

fymptômes font la chaleur, la fievre,
la fueur, les éruptions, la diarrhée,
l'hémorragie, & dans lefquelles le fang
tiré de la veine eft fort rouge, font
celles qui procedent de la plus grande
quantité du fluide électrique du corps
humain; ces fymptômes font aufli
l'effet de l'augmentation du fluide électrique par art. Elles regnent pendant
l'été & principalement durant les conftitutions chaudes & feches, c'eft-à-dire,
fort électriques.

Section II.

*Quelles font les maladies qui pro-
cedent de la moindre quantité du fluide
électrique du corps humain?*

Dès que la conftitution tourne à l'humidité, les maladies qui procédent du
dérangement de l'équilibre électrique
des hommes avec l'atmofphere, chan-
gent de type, & leurs fymptômes, qui
durant l'été, étoient ceux de la chaleur
de la machine, de la force des organes,
des grands mouvemens des humeurs,
fe convertiffent, aux approches de l'automne, en des fignes frappans de re-

froidiſſement, d'inertie, de ſtagnation. Ces changemens n'obſervent même pas des gradations qui les déguiſent beaucoup aux yeux de l'Obſervateur : il eſt vrai que dans les hopitaux, la choſe eſt plus ſenſible, parce que l'air raréfié & les vapeurs émanées des malades dans chaque ſalle, envahiſſent, avec plus de vîteſſe que par-tout ailleurs, le fluide électrique des corps doués d'une plus grande quantité d'électricité.

Les maladies qui procedent de la moindre quantité du fluide électrique du corps, doivent être conſidérées ſous deux points de vue, 1°. lorſque le fluide électrique eſt diminué dans toute la machine, & que l'économie animale entiere eſt dérangée ; 2°. quand le fluide électrique eſt diminué dans quelques parties ſeulement, ou que quelqu'obſtacle l'empêche d'y parvenir. Il convient, ce ſemble, de ne s'occuper de ces dernieres qu'après avoir ſuffiſamment développé tout ce qui concerne les autres. L'application des principes établis pour les maladies générales ſera aiſée à faire aux maladies particulieres; tandis que les connoiſſances ſur celle-ci, ne ſeroient d'aucune utilité en faveur des premieres.

Les maladies générales font, les unes
aigües, les autres chroniques. Parmi
les maladies aigües celles qui obtien-
nent le premier rang, font les fievres
putrides, bilieufes-putrides, & toutes
celles qui appartiennent à cette claffe,
dans lefquelles la diminution du fluide
électrique favorife la putréfaction des
humeurs moins vivifiées par l'électricité.

Faute d'avoir affez d'obfervations fur
l'électricité négative, nous ne pouvons
reconnoître les fymptômes des maladies
putrides dans les effets de l'électricité
enlevée, comme nous avons vu ceux des
maladies ardentes & inflammatoires
dans les effets de l'électrifation ; mais,
en attendant que ces obfervations con-
firment l'hypothefe ; je l'étayerai d'un
fait connu & dont la conféquence eft
exacte. Je veux parler de cette expérience
de phyfique expérimentale par laquelle
on donne la mort à un petit animal, au
moyen du coup foudroyant de la *bouteille de Leyde*, ou du *tableau magique*. Il
n'a pas plutôt été frappé, qu'il exhale
l'odeur putride des fubftances animales
corrompues ; tandis que les animaux,
morts fans avoir été dépouillés fubite-

ment de leur fluide électrique, ne commencent à fentir mauvais qu'après que ce fluide s'eft diffipé peu-à-peu dans l'atmofphere, ce qui demande plufieurs heures, & fouvent plus d'un jour.

Les fievres putrides font donc du nombre des maladies qui procedent de la moindre quantité du fluide électrique du corps humain. Cette conféquence fera d'autant plus aifée à accorder que ces maladies regnent, pour ainfi dire, exclufivement durant les faifons humides, dont la conftitution tend à dépouiller les corps de fluide électrique, & qu'elles font non-feulement le propre des climats froids & humides où la même influence à la plus grande intenfité, mais encore le partage des fujets du tempérament phlegmatique ou peu électriques. Les Médecins fe rappelleront à cette occafion combien de fois ils ont vu des maladies inflammatoires exquifes, dans une conftitution très-électrique, fe convertir fubitement en fievres putrides bien caractérifées, fans autre caufe que le changement de l'atmofphere du fec à l'humide, ou d'une conftitution électrique à une conftitution avide d'électricité, & s'emparant du fluide électrique des malades.

Mais les maladies chroniques font le plus grand nombre de celles qui procedent de la diminution du fluide électrique du corps humain. Ces maladies infeſtent les hopitaux pendant l'automne, & exercent des ravages affreux ſur les convaleſcens des maladies de l'été. Les fievres intermittentes, les bouffiſſures, l'hydropiſie, la leucophlegmatie, la cachexie font les principales eſpeces. Le genre eſt caractériſé par la pâleur du viſage, le défaut de rougeur des parties charnues, le froid, la lenteur de la circulation, la foibleſſe du pouls, l'inertie des fibres, la pareſſe des organes deſtinés aux fonctions, enfin la langueur, l'amaigriſſement, le maraſme ou la ſuffocation par un épanchement de ſéroſité dans la poitrine.

Le ſang de la veine, dans les cas très-rares où l'on peut ſe permettre cette évacuation, eſt d'un rouge pâle & preſqu'entiérement aqueux, ce qui eſt l'inverſe de l'obſervation faite dans la ſection précédente.

Les rhumes procèdent de la diminution du fluide électrique du corps humain. On pourroit citer à ce fujet le rhume épidémique de 1776, & l'expliquer par ce moyen. Les fluxions de poitrine d'hiver, dans le temps des grands froids, reconnoiffent la même caufe. Cette diminution, opérée par le froid ou par l'humide, fufpend le mouvement des humeurs viciées portées à la membrane pituitaire par la tranfpiration des poumons, & elles y caufent des engorgemens, des inflammations, des fuppurations, des ulcéres. La diminution du fluide électrique eft auffi la caufe des afphixies & des morts fubites des perfonnes péries dans les neiges ou les glaces, dont la préfence rend la conftitution propre à enlever totalement le fluide électrique des corps qui y font expofés.

Le célebre *Boerhaave* faillit un jour être la victime de la diminution de fon fluide électrique, par l'influence d'un grand froid; il raconte lui-même qu'au fort de l'hiver de 1709, étant monté en voiture avec un Chirurgien, pour aller hors de Leyde, vifiter une dame qui s'étoit caffé la cuiffe, il fe trouva faifi, lui, fon compagnon & le Cocher, d'un affoupiffement délicieux qui

les

les auroit infailliblement fait périr, s'il
n'étoit defcendu & n'avoit fait defcen-
dre les autres pour échauffer en mar-
chant, les organes, & créer par-là
du nouveau fluide électrique, à mefure que l'atmofphere froide & humide les en dépouilloit.

A la fameufe retraite de Pragues, le
froid rigoureux de la faifon ayant privé
beaucoup de foldats d'électricité & de
vie, les autres ne furent confervés que
par le foin qu'eurent les Officiers de
les exciter, à grands coups, à marcher,
& par conféquent à s'électrifer.

CONSÉQUENCE.

LA moindre quantité du fluide électrique du corps humain, donne lieu
aux fievres putrides & aux maladies
chroniques *à ferofâ colluvie*, dans lefquelles le fang eft pâle & aqueux, à
des rhumes, aux afphyxies, à des morts
fubites, & à des maladies particulieres
qu'il fera aifé de déterminer, lorfqu'on
fera d'accord fur les caufes de ces maladies principales.

TROISIEME PARTIE.

QUELS *font les moyens de remédier aux maladies qui procedent de la plus grande & de la moindre quantité du fluide électrique du corps humain ?*

PAR ce que j'ai dit, il y a deux indications à remplir à l'égard des maladies qui procedent de l'électricité: favoir, celle de diminuer le fluide électrique dans les fujets où il eft en trop grande quantité, & celle de l'augmenter dans les cas contraires. L'application des électricités *pofitive* & *négative*, à chacune de ces deux claffes de maladies, offre une vafte carriere à ceux qui voudroient multiplier leurs expériences fur l'un & fur l'autre moyen, au point de ne publier là deffus que des chofes certaines; mais que nous fommes loin de l'époque à laquelle l'*électrifation* aura acquis ce degré d'utilité !

Quand même l'électricité artificielle pourroit remédier aux dérangemens de

la fanté, qui procéderoient du défaut
d'équilibre électrique entre les hommes
& l'atmofphere, feroit-il poffible de
multiplier affez les machines électriques pour en faire l'ufage que l'art de
guérir exige? Aftreindra-t-on les malades aux traitemens électriques? Les Médecins l'employeront-ils, comme s'ils
ignoroient les moyens d'y fuppléer?
Préféreront-ils à ces moyens confacrés
par l'expérience de tous les habiles
gens qui les ont précédés, une nou-
veauté, comme l'électricité artificielle,
dont le fuccès eft équivoque, & que
mille difficultés rangent dans la claffe
des remedes, qui font prefque hors
de portée?

Je ne prétends pas improuver l'en-
treprife de tirer des fecours de l'électricité artificielle; fa réuflite dans les
mains de plufieurs Médecins diftin-
gués, fait trop préfumer de fon utilité; mais en attendant qu'ils aient
rendu leurs recherches fatisfaifantes,
j'expoferai les moyens naturels, & fans
doute plus fûrs que l'électricité artificielle, d'augmenter & de diminuer
l'électricité des malades, dans les maladies qui procedent de la plus ou moins

grande quantité de ce fluide. Les plus anciens Médecins, ceux mêmes qui vivoient avant qu'il fût queſtion d'électricité, nous les ont enſeignés. Cette remarque eſt un hommage à la médecine, & l'amour des nouvelles découvertes ne ſauroit l'obſcurcir.

La maniere, dont je vais traiter cette partie de la queſtion, n'offrant rien de neuf, ſera peut-être trouvée peu brillante, mais elle contiendra des préceptes ſûrs.

SECTION I.

MOYENS de remédier aux maladies qui procedent de la plus grande quantité du fluide électrique du corps humain.

La ſaignée, en diminuant le volume de la partie rouge du ſang, qui eſt le ſiége de la plus grande quantité du fluide électrique, procure dans les vaiſſeaux un vuide qui eſt peu après rempli par la lymphe, autre partie du ſang moins imprégnée d'électricité. L'obſervation démontre que dans les fievres ardentes & inflammatoires du ſang, où il convient de faire pluſieurs faignées fucceffives, l'intenfité de la couleur rouge & la quantité de la partie rouge du fang diminuent à chaque faignée, en même-temps que les fymptômes de la maladie.

L'air froid, fur-tout s'il eft humide, eft un des principaux moyens de remédier à ces maladies. C'eft delà fans doute que font nés les efforts heureux de *Sydenham*, pour détruire le préjugé qui forçoit avant lui les frénétiques à refter dans des appartemens bien clos, très-échauffés, & dans des lits chargés de couvertures, malgré les violences où les portoit l'inftinct pour s'échapper.

Mais les maladies qui procedent de trop d'électricité, ayant communément lieu dans le temps des grandes chaleurs, & des grandes féchereffes, & l'ufage de l'air froid & humide, étant, pour ainfi dire, impraticable dans ces circonftances, on peut y fuppléer par l'*afperfion* fouvent répétée *de l'eau froide* dans les appartemens. C'eft dans les mêmes vues, que durant l'été, la police des grandes villes fait arrofer d'eau les rues, les places publiques, & les promenades les plus fréquentées. Ces arrofemens, qui rafraîchiffent l'air, y mêlent auffi des vapeurs qui attirent une partie du fluide électrique, dont les citoyens font incommodés, & en diminuent la quantité; cette précaution eft d'autant plus fage que le fluide électrique a toujours plus d'énergie dans les villes qu'ailleurs, à caufe de l'enceinte des maifons, du pavé des rues & du feu continuel qu'on y fait.

L'agitation de l'eau froide dans l'appartement d'un malade, & le *verfement* que l'on pourroit en faire d'un vafe dans un autre, feroit encore plus efficace. De nouvelles expériences fur l'électricité m'ont convaincu que dans les temps les plus favorables aux expériences, fi l'on tient dans le voifinage du plateau, un vafe large & plein d'eau, & qu'on agite la liqueur de maniere à y exciter des flots, on empêche le fluide électrique de fe raffembler dans le conducteur, & on l'enleve imperceptiblement fans pouvoir en tirer une feule étincelle.

L'efficacité de *l'air froid* augmente lorfque l'humidité, qui y eft jointe, tient à la *tranfpiration de la terre & des végétaux.* D'où vient la grande falubrité de l'air de la campagne, & la jufte

confiance des Médecins en ce fecours?
de ce que l'air imprégné de la tranfpiration de la terre & des plantes eft
un abforbant, continuellement en activité, du fluide électrique humain que
la maniere de vivre dans les villes
multiplie prodigieufement, & que tout
concourt à fixer dans les organes ; mais
cette humeur tranfpirée eft auffi quelquefois viciée, & par conféquent nuifi-
ble à la fanté.

De tous les remedes indiqués contre les maladies qui procedent de
trop d'électricité du corps humain,
les plus efficaces font fans doute *les
bains.* On peut en employer de deux
fortes, les bains ordinaires & les vapeurs. En général, ils font bons les
uns & les autres ; il y a cependant
des cas qui exigent un choix.

L'eau réduite en vapeurs eft, jufqu'à
préfent, felon *M. Mauduit,* la fubftance avec laquelle la matiere électrique a le plus d'affinité, & par conféquent la plus propre à dépouiller les
corps humains de la plus grande quantité de fluide électrique ; (*onzieme demande, page* 10) en effet, un corps
auquel on a communiqué beaucoup

d'électricité par le moyen de la machine électrique, s'en trouve auſſi-tôt dépouillé, ſi on le place dans une atmoſphere chargée de vapeurs: procédé phyſique imité de la chymie.

Qu'un homme ait été électriſé par art ou naturellement par l'influence de la conſtitution de l'air, il eſt également ſuſceptible d'être déſélectriſé par l'attouchement de l'atmoſphere d'une cave ou de tout autre lieu humide, laquelle aura plus d'affinité avec le fluide électrique que ſes propres humeurs; mais il faut uſer de ce moyen d'*électricité négative*, avec des précautions qui préviennent les ſuites fâcheuſes auxquelles trop de précipitation pourroit donner lieu.

Les *vapeurs* élevées des pluies & des grandes rivieres débordées, terminent preſque toujours les maladies ſporadiques de l'été, ou bien les convertiſſent en d'autres maladies qui n'appartiennent plus à l'excès d'électricité. Combien de fois les maladies n'ont-elles pas ceſſé en Egypte à l'époque de l'élévation des eaux du Nil & de leur épanchement ſur les terres? RIVIERE, HOFFMANN & l'expérience nous ont perfuadé que l'action de transporter les malades dans des atmofpheres humides, font les meilleurs moyens d'attaquer les fievres hectiques qui dépendent d'excès d'électricité. Ne feroit-ce pas ce qui a mis en vogue le féjour des phtifiques dans les étables ou l'atmofphere eft tout vapeurs ?

On rapporteroit plufieurs traits favorables à l'ufage des *bains froids* dans les maladies caufées par la furabondance du fluide électrique. BOERHAVE & fon Commentateur en citent quelques-uns. Celui qui nous a été communiqué par WILLIS (*Pathologia cerebri*) eft remarquable.

Cet Auteur, ayant à traiter une Servante d'une fievre qui l'avoit rendue fi furieufe, qu'on avoit été obligé de l'attacher fur fon lit, & dont ni les faignées ni aucun autre remede n'avoit pu tempérer l'ardeur pendant huit jours, imagina de la faire plonger dans l'eau froide : c'étoit en été, on la tranfporta au milieu de la nuit dans un bateau, on la mit nue, on lui paffa une corde fous les bras, & on la jetta dans la riviere. 15 à 20 minutes après, on la retira de l'eau, tranquille & même

B 5

fans fievre; on la remit dans fon lit, elle dormit, ce qu'elle n'avoit point encore fait depuis le commencement de fa maladie, elle fua copieufement & fut guérie.

Beaucoup d'autres frénétiques, qui ont pu fuir après s'être échappés à leurs furveillans, & fe jetter dans l'eau où les entraînoit l'inftinct, y ont trouvé leur guérifon contre toute attente.

L'eau froide pour boiffon & en lavemens, fur-tout l'eau pure d'une fource fortie d'un rocher, eft de la plus grande efficacité dans les mêmes cas.

RÉCAPITULATION.

LES maladies qui procedent de la plus grande quantité du fluide électrique du corps humain, exigent les remedes propres à diminuer ce fluide. L'électricité négative peut être à cet égard d'un grand fecours; mais, outre que fon ufage eft aftreint à de grandes difficultés, il eft douteux qu'il foit auffi efficace que la faignée, l'air froid & humide, les bains & les boiffons froides.

SECTION II.

MOYENS de remédier aux maladies qui procedent de la moindre quantité du fluide électrique du corps humain.

L'électricité positive, ou l'art d'augmenter, par le moyen d'une machine, le fluide électrique des malades, est un remede dont l'efficacité est présumée depuis par les recherches de plusieurs Médecins-Physiciens, dont les écrits font connus ; mais je laisse à ces Savans le soin de tirer de leurs expériences les préceptes propres à en diriger l'application, de rectifier la maniere d'appliquer l'électricité positive, & de rendre cette opération plus aisée & d'un effet moins équivoque ; je passe aux moyens naturels & évidens d'augmenter l'électricité humaine.

L'exercice est de tous les moyens le plus propre à augmenter l'électricité des malades, lorsqu'ils sont capables d'en faire usage. L'air est le frottoir, plus il est sec, plus le frottement est vif, & plus aussi le corps qui se meut dans

B 6

cet élément, se charge délectricité.
Mais il faut employer ce secours le
plutôt qu'il est possible, dans la crainte
de ne le pouvoir plus si l'on s'obstine à
attendre. Les fastes de la médecine offrent
mille exemples des succès surprenans
de cette sorte d'électrisation, aussi bien
que de celle qui résulte du passage dans
un climat où l'atmosphere est habituel-
lement plus électrique que celle où l'on
étoit.

La Gymnastique. Si cet Art, qui flo-
rissoit chez les anciens peuples, a été
la principale cause de la réputation que
les Romains ont méritée, & que les
Peintres & les Sculpteurs leur ont con-
fervée, d'être les plus beaux hommes
de la terre & les plus vigoureux, ne de-
vons-nous pas regarder l'oubli de cet
Art parmi nous, comme une des causes de la diminution du fluide électrique humain. Le défaut du mouvement
des muscles, & sur-tout des muscles de
la poitrine, tarit une source féconde
de ce fluide dans les grandes sociétés;
aussi l'espece humaine y est-elle moins
belle; elle auroit bien-tôt repris ses anciens avantages, si on substituoit la Gymnastique aux amusemens de luxe; on

préviendroit auffi , par ce moyen , une
infinité de maladies auxquelles les
hommes laborieux , exercés , & par
conféquent fort électriques, ne font
pas fujets.

L'air du matin, fur-tout au moment
du lever du foleil , eft l'époque d'une
éjaculation confidérable d'électricité ,
à laquelle la plupart des hommes en fociété fe refufent.

On a fait mille épreuves heureu-
fes *de la chaleur du feu & des fric-
tions féches* fur des noyés dont la vie n'é-
toit peut-être fufpendue que parce que
l'eau avoit enlevé leur fluide électrique.

Les bains chauds dans une décoction de plantes aromatiques , dans le jus
de raifin en fermentation , dans le fang
de bœuf , & dans les liqueurs fpiri-
tueufes , font en ufage dans les cas d'é-
lectrifation particuliere de certaines parties privées d'électricité.

Divers *médicamens internes* paroiffent avoir des propriétés électriques remarquables. Que dis-je? il y a des
médicamens qui n'ont de propriété qu'à
raifon de ce qu'ils donnent ou de ce
qu'ils enlevent le fluide électrique ,
& notre matiere médicale manque à

cet égard d'une claffe diftincte. Qui
fait fi le *quinquina* a d'autre propriété pour guérir les fievres intermittentes, les fievres putrides & la gan-
grene, que d'ajouter l'électricité aux
humeurs, ou de la créer par fon mêlange avec les humeurs? Cette hypothefe
eft la plus vraifemblable de toutes celles
qui ont été faites fur la maniere d'agir
de cette écorce; puifque l'électricité a
guéri la fievre quarte (*Recueil*, tom. 1,
p. 297), & que le retour d'une température électrique termine ordinairement les fievres putrides nées dans des
conftitutions dépourvues d'électricité.

Le mars ou fer préparé felon l'Art
réuffit dans les maladies chroniques,
caufées par défaut de fluide électrique; d'ailleurs les expériences de
M. Mofchati (*Journal de phyf.* Mai
1778) prouvent que » l'ufage du fer
» ne donne une couleur rouge aux per-
» fonnes pâles, que parce qu'il reftitue
» au fang le phlogiftique «.

Les alimens ont leur influence fur
l'électricité humaine, & ils exigent
un choix de la part des malades;
il feroit trop long de le leur pref-
crire; fouvent l'inftinct le détermine.

Nous ne faurions peut-être pas pourquoi on a d'ordinaire un grand appétit pendant les froids, & pourquoi l'on en manque prefque toujours durant les grandes chaleurs, fi l'expérience ne nous avoit appris, d'un côté, que l'air froid dépouillant les corps de fluide électrique, leur imprime le befoin de le récupérer, & que les alimens font un moyen d'électrifation; & de l'autre, que quand les corps font chargés d'électricité, la nature répugne aux moyens de l'augmenter.

Pourquoi *le chocolat* eft-il un aliment convenable aux tempéramens phlegmatiques ? parce qu'il eft démontré que cette fubftance contient beaucoup de fluide électrique ? (*Journaux de phyfique*, 1778.)

Le vin eft fans doute fort électrique, foit par lui-même, ou par l'électricité qu'il renferme, foit par l'action de fes particules irritantes fur les organes, & par l'électrifation naturelle qui en réfulte; fes effets le prouvent. L'ivreffe n'eft peut-être que l'effet de l'exaltation du fang imprégné d'une plus grande quantité de fluide électrique émané du vin que l'on a bu; *les liqueurs spiritueufes* font encore plus électriques que le vin; delà vient qu'elles font pernicieufes dans les faifons & les climats d'une conftitution très-électrique, & qu'elles conviennent dans les pays froids & humides, (*Mémoire là-deffus de M. D'AIGNAN, méd. d'armées*) : la décoction du *c fé* torréfié eft auffi fort électrique.

A quelle autre propriété, finon à celle du fluide électrique, attribuera-t-on dans quelques maladies chroniques les fuccès du *lait*, bu immédiatement au fortir de l'animal qui le donne, & avant qu'il ait eu le temps de fe refroidir? Le vulgaire, autorifé par l'expérience, eft allé jufqu'à prendre le fluide électrique des animaux, avec leur urine qu'on appelle *eau de mille fleurs.*

Il y a lieu de croire que *les veffica-toires* appliqués fur la peau de diverfes parties, dans les cas d'atonie, dans ceux où la circulation commence à languir, & fur-tout dans les fievres putrides où le fluide électrique eft confidérablement diminué, agiffent moins par l'extraction qu'ils procurent d'une petite partie de férofité, que par l'introduc-

tion de leurs principes électriques &
par l'activité qu'ils impriment à la circulation.

RÉCAPITULATION.

ON tirera un jour quelques secours contre les maladies qui procédent de la moindre électricité du
corps humain, de l'électrisation ou de
l'électricité communiquée, lorsque cette
opération, mieux connue, mieux appliquée, fera dirigée suivant une explication naturelle des phénomenes électriques ; mais en attendant on com-
battra ces maladies avec succès par
l'exercice, la chaleur du feu, les fric-
tions feches, les bains aromatiques,
l'ufage du quinquina, des martiaux,
du chocolat, du vin, du lait doué de la
chaleur animale, & des veſſicatoires :
Sed prudenter à prudente medico ; aſſine
ſi methodum neſcis.

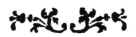

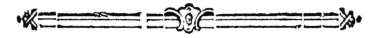

IIᵉ MÉMOIRE,

Qui a pour but de répondre à la question proposée par l'Académie de Manheim, en ces termes : Quelle est la cause de la mort des personnes tuées par la foudre naturelle ou artificielle ? *& d'indiquer les moyens de s'en préserver.*

PRÉLIMINAIRES.

CETTE question est une des plus importantes à la solution desquelles on doive employer les connoissances physiques & médicinales combinées ; aussi commençai-je par prévenir que je n'ai pas la prétention de remplir entierement la tâche que je m'imposes ici ; j'ai seulement en vue de jetter quelque jour sur le sujet, & de le disposer à recevoir les lumieres de l'évidence, des travaux ultérieurs des savans.

Je dois, avant d'entrer en matiere, donner succinctement une idée de l'opinion que je me suis faite de l'influence

du fluide électrique sur le corps humain,
soit qu'on le lui communique par le
moyen de la machine électrique, soit
qu'il agisse en lui par la présence
d'une nuée orageuse.

Les Physiciens ont cru jusqu'ici ces
deux effets semblables ; ils ont pensé
que la machine électrique en mouvement, & une nuée orageuse augmen-
toient également la quantité du fluide
électrique du corps humain. Cela m'a
d'abord paru contradictoire, eu égard
aux deux constitutions de l'atmosphere,
comparées entre elles dans chaque circonstance : on desseche l'atmosphere,
me disois-je, pour électrifer avec succès, & les expériences de l'électricité
ne réussissent que dans une atmosphere très-feche ; au contraire, l'humidité ou l'eau réduite en vapeurs,
domine dans les nuées, & l'on dit cependant celles-ci propres à électrifer
comme la machine ; il y a là dedans,
ajoutois-je, du mal-entendu. En ré-
pétant les expériences avec cette idée
& en réfléchissant sur le méchanisme
de chacune, plusieurs des phénomenes,
m'ont paru contredire les explications
usitées.

Mon but n'eft pas de faire rejetter l'explication adoptée de ces phéno-menes ; je préfenterai mon avis fur une autre maniere de les expliquer plus analogue, felon moi, à leur mé-chanifme apparent, & je propoferai mon opinion fans m'attendre qu'elle doive prévaloir ; des raifonnemens, les expériences connues de l'électri-cité, de nouvelles que j'ai imagi-nées, des obfervations, femblent l'ap-puyer auffi bien que le fentiment reçu. On pourra comparer les preuves de l'une & de l'autre. Ce fera aux grands Phyfi-ciens, à ceux qui font une étude particu-liere de l'application des procédés phy-fiques à la Médecine, de décider. Je ferai fatisfait fi mès idées fervent d'ou-verture pour éclairer dans la fuite une matiere qui en a grand befoin, & dé-truire ce que le fyftême actuel offre de louche & d'infuffifant.

On appelle *électrifation*, toute action qui augmente le fluide électrique d'un corps ; on a donné ce nom particuliere-ment à l'action de la machine élec-trique par laquelle on croit que le fluide électrique eft augmenté dans l'homme.

Pour *électrifer*, on tourne un plateau

de verre dont la difpofition & le mouvement répondent au procédé qu'on
en attend; un conducteur ifolé & placé
devant le plateau, reçoit le fluide électrique qui réfulte de ce procédé, & s'en
faoule; n'eft-il pas étonnant que les Phyficiens aient négligé de démontrer comment ce phénomene a lieu, au point
qu'il foit douteux aujourd'hui fi le
fluide électrique, produit par le mouvement du plateau & accumulé dans le
conducteur, eft venu du lieu où fe fait
le mouvement, ou de l'atmofphere du
côté oppofé? L'éclairciffement de ce
point de phyfique importe; on eft
parti de la feule vraifemblance pour
conclure que la machine mife en
mouvement, créoit le fluide électrique, & le tranfmettoit au conducteur,
delà aux corps avec lefquels on le fait
communiquer; mais en phyfique, ce
qui eft vraifemblable n'eft pas toujours
vrai; d'ailleurs, l'opinion précédente
ne paroît pas la plus vraifemblable.

Perfonne n'a plus de refpect que moi
pour les opinions des Savans, *Francklin,*
du Fay, Æpinus, Wilke, Bevis, Jalla-
bert, Nollet, Verrati, de *Thourrhy,*

Bertholon, &c. qui ont interprêté les phénomenes de l'électricité artificielle; c'eft à leur jugement ou à celui de leurs partifans que je foumets les remarques fuivantes; elles contiennent les motifs que j'ai de croire que l'électrifation ne confifte pas dans le jet du fluide électrique du plateau au conducteur; mais, qu'au contraire, ce fluide s'accumule dans le conducteur, parce que le mouvement du plateau l'attire de l'atmofphere & des corps placés à fa portée. Je puis m'être trompé; dès que j'en ferai convaincu, j'aurai bientôt abjuré mon erreur.

Pour placer un corps à la portée d'un conducteur que l'on a deffein de charger de fluide électrique : on l'ifole. Un homme, par exemple, on le met en contact avec le conducteur par le moyen d'un métal, & on intercepte le contact du côté oppofé par le moyen du verre ou de la réfine, fubftances qui ont la propriété d'interrompre la communication du fluide électrique, parlà on donne au conducteur une fource de ce fluide plus immédiate que celle de l'atmofphere, & il fe remplit bien plus promptement par le mouvement du plateau.

Selon cette théorie, l'électrisation, telle qu'on la pratique communément, au lieu d'augmenter le fluide électrique des perſonnes électriſées, ſeroit, au contraire, un moyen de le diminuer ; l'augmentation de ce fluide dans le conducteur, ſe feroit aux dépens de la perſonne iſolée ; l'effet médical de cette opération ſeroit tout-à-fait différent de celui qu'on croit en obtenir ; on expliqueroit les erreurs qui ſe ſont gliſſées dans l'adminiſtration de l'électricité appliquée aux maladies, & on rendroit raiſon du peu de ſuccès de ce ſecours.

En effet, le fluide électrique eſt augmenté dans le conducteur ; cela y eſt ſenſible : il en jaillit par étincelles brillantes dans les corps moins pourvus de ce fluide, qu'on en approche. Le même fluide eſt, au contraire, diminué dans les corps ſur leſquels le conducteur a exercé ſon attraction, puiſqu'ils ont la propriété de le faire jaillir de tous les corps plus électriques placés à leur portée. Ce jet a lieu par la loi d'équi-

librité électrique dont j'ai parlé ci-
devant *pag.* 7, *demande* 7.

Si on parvient à demontrer que les
chofes fe paffent ainfi, & non pas
comme on l'a cru jufqu'apréfent ; on
fera convaincu de la néceffité de ré-
former la plupart des méthodes d'é-
lectrifation. Dans l'électrifation *par
étincelles* au lieu de tirer une bluette
électrique de quelque partie du corps
d'un homme ifolé, ce qui fuppofe
qu'on lui enleve un brin de fluide
électrique ; au contraire, il fe trou-
veroit que la bluette lui feroit en-
voyée, & qu'il l'auroit attirée par le
contact, afin de récupérer une partie
du fluide dont le conducteur l'auroit
dépouillé.

Il en feroit de même de l'électrifation *par commotion*, fi la rotation du
plateau dépouille la bouteille de Leyde
du fluide électrique que contiennent
l'air, l'eau ou le métal dont elle eft
armée intérieurement, & que cette
bouteille, prétendue chargée, au lieu
de communiquer du fluide électrique
à l'homme qui reçoit la commotion,
attire, au contraire, de lui, la portion
qu'elle a fournie au conducteur, & qu'elle

a

a befoin de recouvrer; fi les chofes font ainfi, il eft aifé de voir que le but de cette maniere d'électrifer, eft totalement manqué.

L'électrifation *par l'air* auroit auffi befoin d'être dirigée fuivant de nouvelles vues. Le feul moyen de l'adminiftrer feroit d'attirer, par la rotation du plateau, affez de fluide électrique pour que l'homme voifin du conducteur en fût imprégné, comme une continuation du même conducteur; mais il faudroit auffi que cet homme ne fût pas le dernier être ifolé, & qu'il pût recevoir le fluide d'autres êtres placés entre lui & l'ifoloir; les Electriciens appellent ces êtres des *renforcemens.*

Ainfi dans la fuppofition précédente, qui n'eft nullement gratuite, comme on va le voir, les nuées au lieu d'être des fources d'un fluide électrique, qui fe communique aux corps, feroient, au contraire, des maffes de vapeurs dépourvues de ce fluide, avides d'acquérir la portion dont elles ont befoin, & douées d'une propriété qui l'attire de l'atmofphere & de tous les corps environnans, tels en un mot que je viens

C

de repréfenter l'homme ifolé & la bouteille de Leyde.

Ces vapeurs, au moment où elles
forment les nuées, en attirant le fluide électrique de toutes parts, diminue-
roient donc auffi celui des hommes.
C'eft de cette maniere, ce me femble,
qu'il réfulte de la préfence des nuées
orageufes, différentes affections dans
lefquelles la vigueur diminue (*pag.* 8,
feptieme Demande) & des Maladies
(*pag.* 19); c'eft auffi de la forte, à
ce que je préfume, que ces mêmes
vapeurs enlevent le fluide électrique
des êtres foudroyés.

Avant d'abandonner l'ancienne opinion, je me fuis fait bien des objections qu'il feroit trop long de rapporter
dans ces *Préliminaires*. Elles prouvent,
felon moi, que c'eft dans le mouvement purement phyfique du fluide électrique d'une nuée, vers les organes inté-
rieurs des êtres foudroyés ou dans celui
des organes de l'être affaffiné vers une
nuée, qu'on doit faifir la caufe de la
mort furvenue en pareilles circonftances. Voici une idée de ce mouvement,
tel que je crois l'avoir faifi.

1°. Les nuées font des amas de vapeurs pauvres de fluide électrique, puisque ce fluide est l'agent de l'élasticité de l'air, & que l'abaissement du baromètre à l'occasion des nuées, prouve la diminution de cette élasticité; 2°. elles font des corps mous & humides, deux qualités qui les rendent incapables de créer le fluide électrique par leur frottement; 3°. toutes les nuées également suspendues dans l'air, font également dépourvues d'électricité, & elles ne peuvent rien attirer l'une de l'autre; mais elles attirent conjointement des corps plus électriques placés à leur portée; 4°. la terre est un foyer considérable de fluide électrique, tous les corps placés sur cette planete en font abondamment pourvus, & ils servent aussi de conducteurs à celui de la terre attiré par la nuée; 5°. Le feu est une substance volatile, qui tend toujours à s'éloigner de la terre, & ce seroit intervertir l'ordre des choses naturelles, que de prétendre qu'il tombe du ciel; 6°. rien ne prouve la chûte du tonnerre, si ce n'est de faits qu'on expliquera bien plus aisément par l'élévation du feu; 7°. il est peut-être aussi difficile de démontrer ce mouvement aux yeux ; mais des faits authentiques en perfuadent. Que d'autres faits relatifs aux fciences, fur lefquels nous fommes encore trompés par le rapport de nos fens !

La *foudre* ou le tonnerre eft donc une élévation fubite d'une portion de fluide électrique, attiré par une nuée. Ce fluide eft enlevé de la terre, des métaux, dont les grands édifices font en partie conftruits, des arbres dont les racines pénetrent jufqu'à des fubftances métalliques fouterraines, des hommes & des animaux. Dans fon élévation, il brûle en paffant tout ce qu'il touche, & renverfe avec exploifon tout ce qui s'oppofe à fon cours ; il fuit les métaux qui lui procurent un moyen de circulation paifible, & s'en échappe dans les nuées fous la forme d'aigrettes vifibles. Les corps vivans, dont il parcourt les organes, en gardent l'empreinte, comme les métaux, & il en réfulte des brûlures confidérables & dangereufes.

Si les corps vivans fourniffent d'euxmêmes le fluide électrique que les nuées attirent ; i!s en font tout-à-coup dépourvus, & ils meurent foudroyés,

fans qu'il y ait aucune marque de brûlure fur les cadavres.

Aucun des animaux mis à mort par
des décharges de batteries électriques,
n'eft brûlé; j'ai réitéré cette expérience
de toutes les manieres pour m'en con-
vaincre. M MARAT en a fait de femblables, bien plus en grand, d'où s'enfuit le même réfultat. (*Mém. couronné
par l'Académie de Rouen, pag.* 10 &
fuiv.) & d'autres obfervations & expériences autorifent ma préfomption.
Quand le Mémoire fuivant ne ferviroit
qu'à faire connoître l'infuffifance de
l'explication reçue de la foudre; mon
travail ne feroit pas inutile à la phyfique; mais il tend encore à montrer
l'inutilité, peut être l'abus des opé-
rations électriques appliquées aux maladies.

PARTIE PHYSIQUE.

PREMIERE DEMANDE.

QU'ON m'accorde que le fluide
électrique, cet élément reconnu pour

l'agent de la foudre naturelle & artificielle, fait partie de la constitution des hommes, & qu'il est en eux le principe du mouvement qui leur conserve la vie; je ne fais cette demande qu'afin d'être dispensé de m'étendre en raisonnemens, pour établir une proposition qui ne souffre plus de difficultés.

SECONDE DEMANDE.

IL y a aussi entre tous les corps que le fluide électrique pénetre sans exception, une loi d'*équilibrité*, pour le maintien de laquelle il se fait un commerce continuel d'électricité, des uns aux autres au moyen de l'atmosphere; par ce commerce, le corps qui a le moins, attire de celui qui a le plus, & il en résulte divers changemens dans l'économie animale.

TROISIEME DEMANDE.

LA foudre, & l'effet qui résulte de l'attouchement de la bouteille de Leyde, préparée par la machine électrique, font une attraction subite du fluide électrique contenu dans les corps placés à la portée ou de la nuée ou de la Bouteille de Leyde dépourvues l'une & l'autre de ce fluide.

Cette idée paroîtra d'abord invraisemblable à ceux qui ont l'habitude de penser que c'est en jaillissant de la bouteille de Leyde, après s'y être concentré, & de la nuée, après s'y être accumulé, que le fluide électrique frappe le coup foudroyant.

Mais ne seroit-il pas plus naturel d'envisager le nuage ou l'amas de vapeurs aqueuses, comme un corps pauvre de fluide électrique, qui traverse l'atmosphere au-dessus de substances imprégnées de ce fluide, & qui l'attire de ces substances ? Ne seroit-il pas plus vrai d'admettre que ce fluide, en obéissant à l'attraction, le principe général de tous les mouvemens du fluide électrique, opere trois choses : 1°. *la rupture* des corps qui le contiennent, s'ils lui opposent de la résistance ; 2°. *le bruit*, causé par la disruption de la colonne d'air, qu'il est obligé de traverser ; 3°. *La flamme* sous la forme de laquelle il traverse cette colonne.

Ainsi la bouteille de Leyde qui communique au conducteur de la machine électrique, après avoir été vuidée de fluide électrique, par la rotation du plateau qui a attiré dans le conducteur celui qu'elle contenoit, attire elle-même avec *bruit* & *flamme*, le fluide électrique des corps qu'on en approche; ce raisonnement est fondé sur des observations & des expériences incontestables.

Parmi les observations que j'ai recueillies sur ce sujet, je choisirai celles que M. *MOURGUES* a consignées dans le *Journal de Physique* (année 1778 *Suppl.* pag. 459). Ce Savant a vu sept arbres frappés de la foudre, qui portoient tous des marques évidentes de coups venus de bas en haut, & plusieurs solutions de continuité remarquables.

Voici comment cet Auteur explique ces phénomenes, & comment je préférerois de les expliquer.

E X P O S É de M. MOURGUES.	EXPLICATION de l'Auteur.
» Le nuage qui por- » toit l'orage, étoit for-	Ce nuage étoit composé de vapeurs, & par

» tement électrifé (*M.*
Mourgues, entend-il,
pourvu de beaucoup de
fluide électrique ?) Les
» très-fréquens éclairs
» qui en fortoient, le
» bruit presque conti-
» nuel du tonnerre, ne
» permettent pas d'en
» douter. Ne peut-on
» pas penfer que ce
» nuage, que j'ai dit
» être très-bas, aura
» électrifé le fol à un
» certain point. (*Eft-*
ce : aura donné au fol
une certaine dofe de
fluide électrique ?) Et
» que dans ce cas nos
» fept arbres auront
» fervi d'autant de con-
» ducteurs à la machine
» électrique de la terre
» qu'on ne peut s'em-
» pêcher de confidérer
» comme un réfervoir
» immenfe de fluide
» électrique, qui, au
» moyen de ces con-
» ducteurs naturels, fe
» fera porté dans l'at-
» mofphere, attiré par
» la plus grande élec-
» tricité de la nue dont
» on voyoit des fignes
» évidens «. (*Eft-ce*

conféquent peu pourvu
de fluide électrique, &
ces vapeurs raffem-
blées étoient fort avides
d'en attirer des corps
qui fe trouvoient à leur
portée, afin de fe pro-
curer l'élafticité propre
à les tenir fufpendues
dans l'air, qu'elles ne
peuvent avoir fans ce
feu principe; & comme
ces vapeurs étoient très-
proches de la terre, dans
un temps où cette
planette étoit chargée
de beaucoup de fluide
électrique (à raifon
d'une grande fécherefle
qu'elle venoit d'éprou-
ver), ne doit-on pas
penfer que l'électricité
furabondante de la ter-
re, empreffée de s'ex-
haler, & attirée par
le nuage empreffé d'en
jouir, occafionnoit en-
tre ces deux corps, le
bruit, la *flamme* & la
difruption des arbres
qui lui fervoient de
conducteurs, pour aller
rétablir l'équilibre de
l'électricité univerfelle
dans la nuée.

Les expériences qui

C 5

par la plus grande quan-
tite de fluide électrique
de la nué? Comment une
nuée ou tout autre corps
pourvu de beaucoup de
fluide électrique, com-
me M. Mourgues l'a
fuppofé, aura-t-il la
vertu d'en attirer en-
core davantage des au-
tres corps qui en au-
roient moins que lui?).

font un principe de
cette hypothefe, font
confignées dans les faf-
tes de la phyfique, &
font adoptées par les
Electriciens de toutes
les fectes ; & c'eft en
quoi elles méritent le
plus de confiance.

PREMIERE EXPÉRIENCE.

Si l'on fait communiquer la bouteille
de Leyde au conducteur de la machine
électrique dans un temps favorable
aux expériences de l'électricité artificielle, que l'on tourne le plateau, affez
long-temps pour que le frottement du
verre atttire dans le conducteur & y accumule tout le fluide électrique de ce
vafe; qu'on fupprime la communication
avec le conducteur, & qu'un homme
ifolé touche la partie inférieure de la
bouteille d'une main, tandis qu'il met
l'autre fur fa partie fupérieure ; alors
l'eau ou la fubftance métallique, contenue dans la bouteille, étant dépour-
vue de fluide électrique, attire fubite-

ment une partie du fluide électrique
de cet homme, capable de lui rendre
celui qu'elle a perdu, ce que l'on éprouve
par un choc violent appellé pour cela *la
commotion* ou *le coup foudroyant*. Il faut
être ifolé pour éprouver le coup foudroyant ; parce que fi on ne l'eft pas,
le fluide électrique attiré fubitement
dans la bouteille, rentre dans le fujet
qui l'a fourni, par fon contact avec d'autres corps qui en fourniffent.

Seconde Expérience.

Il en eft de même du plateau. L'électricité dont on dépouille la lame de
métal qui revêt la furface fupérieure
du verre, & qui communique au conducteur, opere le phénomene en y
rentrant avec violence, par le moyen
d'un corps doué d'électricité & ifolé,
qu'on en approche.

Rien de plus analogue aux connoiffances reçues touchant l'électricité que cette
théorie : le fluide électrique qui exifte
par-tout, forme une chaîne dont les
anneaux contigus, ne peuvent être défu-
nis que par la préfence d'un petit nombre de corps électriques, dit-on, par eux-

mêmes, qu'on appelle auffi *ifoloirs*, comme le verre, la réfine, la foie ; fans la préfence de ces corps, l'attraction du fluide électrique fe fait auffi bien au dernier anneau de la chaîne qu'au premier ; cela eft reconnu.

TROISIEME EXPÉRIENCE.

UN corps dépourvu d'électricité attire une partie du fluide électrique de cent, de deuxcents perfonnes réunies par la main, en donnant à toutes la même commotion, & aux galons des habits la même lueur ; mais où il y a un *ifoloir*, l'attraction finit ; ainfi le verre de la bouteille de Leyde & celui du tableau magique, en mettant des bornes à l'attraction du fluide électrique que la rotation du plateau fixe dans le conducteur, font caufe que ce mouvement dépouille d'électricité l'eau ou les métaux contenus dans la premiere, & la furface métallique appliquée fur l'autre.

On dira : mais pour rendre le fluide électrique aux corps que le conducteur en a dépouillés, ou pour faire l'expérience du coup foudroyant, il faut le secours d'une autre main que celle qui excite l'étincelle au goulot de la bouteille, ou sur le tableau magique ; sans doute, cette autre main est l'*attracteur* qui détermine le retour du fluide électrique : comme ce fluide n'a plus d'action sur les corps contenus dans la bouteille, puisqu'ils en sont dépourvus, ils ont besoin du secours d'un corps électrique placé au côté opposé à celui par où ils peuvent le recevoir. Après cela, on ne demandera pas : quel est le corps qui rend à une nuée le service d'attracteur ? On saura d'avance que c'est l'atmosphere qui est au-delà de la nuée, ou la surface opposée à celle qui passe dans le voisinage du foyer d'électricité.

On objectera peut-être encore, à ce que je viens de dire, plusieurs raisonnemens spécieux tirés des anciennes opinions sur la théorie des expériences électriques. On me dira : mais quelle raison avez-vous de détruire le système établi ou adopté par les plus habiles Physiciens électrisans touchant le jeu du fluide électrique autour de la machine ? Pourquoi voulez-vous que ce fluide n'agisse plus sur la bouteille de

Leyde, & fur le tableau magique, en
fortant avec force de ces deux inftrumens, comme on l'a penfé jufqu'ici ?
Et comment nous ferez-vous voir que
les phénomenes des expériences ont
lieu par la rentrée fubite du fluide électrique dans ces inftrumens d'où la rotation du plateau l'avoit enlevé ? . . . Les
expériences fuivantes, que tous les Phyficiens connoiffent, font ma réponfe.

QUATRIEME EXPÉRIENCE.

SI on fufpend la bouteille de Leyde
au conducteur de la machine électrique par le moyen d'un corps électrique
par communication ; qu'on vuide l'eau
ou les métaux qu'elle contient, d'é-
lectricité, par la rotation du plateau ;
qu'on la détache du conducteur, &
qu'enfuite, après s'être ifolé, on touche d'une main, qui fera l'attracteur,
au métal qui la revêt extérieurement,
& de l'autre au métal avec lequel elle
étoit fufpendue ; on rend aux corps,
contenus dans ce vafe, le fluide électrique dont ils avoient été dépouillés,
en éprouvant le coup foudroyant ; fi
c'eft un petit animal ifolé qu'on fait

toucher au métal supérieur, ces corps s'emparent de tout ce qu'il a de fluide électrique, & il meurt sur le champ; on feroit périr un homme par ce moyen, si on lui présentoit une bouteille ou une série de bouteilles disposées selon l'art, capables d'attirer toute son électricité.

CINQUIEME EXPÉRIENCE.

L'effet du tableau magique est absolument le même : on isole un oiseau sur le métal supérieur, & quand le conducteur a attiré tout le fluide électrique de celui-ci, on foudroye l'animal, en faisant passer son fluide électrique dans le métal, au moyen d'un attracteur inférieur, & de l'excitateur dont on touche le sommet de sa tête.

Si l'oiseau ne meurt pas dans cette expérience, c'est parce que la quantité du fluide électrique qui entroit dans sa composition, étoit plus grande que celle dont le métal avoit été dépouillé, ou bien qu'il a conservé une communication avec quelque corps électrique qui lui a restitué aussi-tôt son électricité; par exemple, j'ai toujours vu manquer l'expérience de la mort de l'oiseau sur le tableau magique, quand on l'a enveloppé de petites chaînes pour le contenir sur l'instrument.

N'est-on pas satisfait de ces explications simples des expériences que l'on connoissoit déjà? Ce qui suit pourra démontrer l'attraction du fluide électrique hors des corps qui communiquent avec le conducteur de la machine, & sont isolés du côté opposé par l'interposition d'une surface de verre, de résine ou de soie.

Sixieme Expérience.

La saltation des corps légers, tels que des morceaux de feuille d'or, placés au fond d'un vase de verre, auquel on fait communiquer le conducteur, est connue, & ne sauroit être l'effet d'autre chose que du fluide électrique attiré, avec lequel leur légereté les oblige de s'élever, & qui retombent par leur propre poids, quand ils en sont dépourvus.

Septieme Expérience.

Une bouteille de Leyde creve quel-

quefois pendant l'électrifation, comme
une bouteille pleine d'air éclate dans
le récipient de la machine pneumati-
que, dans lequel on fait le vuide ;
pourquoi ces deux effets ? le verre perd
son reffort à mefure que l'un & l'autre fluide s'échappent.

Je pourrois expliquer avec la même
facilité tous les autres phénomenes de
l'électricité artificielle ; mais je me
bornerai aux expériences fuivantes,
dont les dernieres m'ont été fuggérées
par ma nouvelle théorie.

HUITIEME EXPÉRIENCE.

UN oifeau, un pigeon, un chat, &c.
perdent de leur poids, felon les obfervations de MM. *NOLLET, STEIGLHE-*
NER, &c. pendant qu'on les électrife,
à caufe du départ du fluide électrique,
attiré dans le conducteur, qui avoit fait
jufqu'alors partie de ce poids, ou parce
qu'il a fait augmenter la tranfpiration.
(*Voyez page* 15.)

NEUVIEME EXPÉRIENCE.

J'ai fait communiquer au conducteur
de la machine électrique une bouteille

de Leyde fans armure intérieure, à moitié remplie d'eau, dans laquelle j'avois mis un petit poiſſon, & j'ai agité le plateau; à meſure que le conducteur de la machine s'eſt chargé de l'électricité contenue dans la bouteille, je n'ai remarqué aucun changement à l'eau, mais le poiſſon a ralenti peu-à-peu ſes mouvemens, & au bout de dix minutes, il s'eſt laiſſer aller ſur le dos comme pour expirer. J'ai ceſſé la rotation, & il a paru reprendre inſenſiblement vigueur; j'ai recommencé à tourner & au bout de quelques minutes, je l'ai cru mort; j'ai dégagé la bouteille de l'attouchement du conducteur, je l'ai touchée pour éprouver la commotion, & le poiſſon a recouvré au même inſtant toute ſa vigueur.

M. Steiglenher dit avoir électriſé des poiſſons & des écreviſſes à peu près de la même maniere; une de celle-ci eſt morte, & pluſieurs poiſſons ont eu la reſpiration très-difficile. (*Mém. ſur l'Analogie entre l'Electricité & le Magnétiſme, tome II, page* 140).

DIXIEME EXPÉRIENCE.

AYANT placé dans une bouteille de Leyde, garnie d'armures, & de feuilles d'or chiffonnées, jufqu'à la moitié, un oifeau attaché par une patte à la chaîne qui communiquoit au conducteur, j'ai pu à mon gré diminuer la vie de cet animal, & la lui reftituer comme dans l'expérience précédente.

CONSÉQUENCE.

IL y a donc, de fortes préfomptions en faveur de ma troifieme *demande*. Si le fluide électrique opere la commotion, le bruit & la flamme, foit en petit, à l'entrée de la bouteille & fur le tableau magique, foit en grand, dans l'efpace qui fépare une nuée de la terre, par l'affluence fubite de ce fluide dans les inftrumens, ou dans la nuée; cela paroît fe faire dans les premiers cas, par le moyen des excitateurs ou conducteurs artificiels, tels que les membres des animaux ou des barres de métaux, & dans le fecond par des conducteurs naturels, tels que les arbres obfervés par M. Mourgues.

Ce Savant, non moins adroit politique que Physicien ingénieux, n'a pas ofé prononcer que la foudre vient de la terre, ni réfuter ouvertement l'opinion de ceux qui prétendent qu'elle vient du ciel, & que le *tonnerre tombe* : mais il eft aifé de s'appercevoir qu'il n'a retenu fon mot que par égard pour le préjugé qu'on ne peut fronder fans s'expofer à n'obtenir aucune croyance fur tout ce qu'on eft en droit de fubftituer à fa place ; il a donc préféré de facrifier encore un peu à l'idole, afin d'amener par gradation les efprits à l'abatre d'eux-mêmes.

QUATRIEME DEMANDE.

LA foudre vient de la terre, & non pas de la nuée qui y donne lieu. En effet, c'eft la nuée qui a befoin du fluide électrique de la terre ; celle-ci en eft toujours abondamment pourvue dans les faifons où les orages font fréquens ; ce fluide s'élance vers les vapeurs qui compofent la nuée ; on le voit s'élever

fous la forme d'éclairs, & jaillir en aigrettes de l'extrémité des conducteurs;
il pénetre ces vapeurs pour leur donner
l'élasticité propre à rester suspendues
dans l'atmosphere: mais la terre n'a pas
befoin d'un renfort d'électricité. D'ailleurs une nuée est toujours un corps
pauvre de fluide électrique, puisqu'il
abonde en vapeurs aqueuses. D'où ce
fluide feroit-il donc envoyé à la terre?
D'où tomberoit donc la foudre?

CINQUIEME DEMANDE.

Si une nuée, ayant attiré beaucoup de fluide électrique de la terre,
les vapeurs ne peuvent encore, malgré cela, être foutenues dans l'air, &
qu'elles fe réfolvent en pluie, le fluide
électrique qui avoit pénétré une partie
de leurs globules, fe dégage, fes por-
tions féparées par des corps aqueux, fe
réuniffent, & forment des tourbil-
lons de feu; mais dire que ce feu fe
précipite vers la terre, ne feroit-ce pas
contredire à la volonté du fuprême
ordonnateur du monde, qui a marqué
d'une maniere immuable, à chaque

être la place qu'il doit occuper dans l'univers, & qui a imprimé au feu une tendance nécessaire vers les lieux élevés au-dessus de notre globle ?

Cette raison seule persuade que la foudre ne peut tomber ; en vain on alléguera des faits, on dira que le sommet des montagnes, la pointe des clochers, le faîte des grands monumens ; la cîme des arbres, qui sont si souvent frappés de la foudre, déposent en faveur de sa descente du ciel ; c'est ainsi que cela s'est présenté au premier coup-d'œil, à travers les nuages épais de l'ignorance des premiers temps ; c'est ainsi que l'on s'est accoutumé à le croire par tradition ; mais le flambeau de la physique, dont la lumiere perce ces nuages, permet d'envisager le fait d'une autre maniere.

Sixieme Demande.

Quand on dit, par exemple, qu'une église a été foudroyée, j'entends qu'il s'est élevé dans les environs de cet édifice ou de quelques parties de cet édifice lui-même, une masse de fluide électrique attirée par la nuée qui étoit au-dessus

que le courant de ce fluide aura rencontré
en s'élevant, des pieces de métal placées au-deſſus de l'égliſe avec leſquelles
il a autant d'affinité qu'avec les vapeurs;
qu'il s'y ſera arrêté comme il s'arrête
dans le conducteur d'une machine électrique en mouvement; & que ces métaux abondamment pourvus d'électricité auront été déchargés ſubitement
par l'attraction oppoſée des vapeurs con-
tenues dans l'égliſe ou dans les caveaux
ſouterreins, ou par d'autres circonſ-
tances qui auront mis à leur portée
des corps pauvres de fluide électrique,
& placés par haſard à la maniere de la
bouteille de Leyde diſpoſée pour le
coup foudroyant.

Cette explication devient naturelle ſi
l'on réfléchit que dans quelques endroits où l'on dit que le tonnerre eſt
tombé en pleine campagne; l'exploſion
a formé un trou large & profond, &
enlevé beaucoup de terre comme auroit
fait un volcan; car on ne conçoit pas
comment le feu le plus ſubtil auroi
beſoin de faire un pareil trou dans la
terre pour y pénétrer.

SEPTIEME DEMANDE.

L'INVENTION de M. FRANCKLIN, par laquelle il enveloppe les édifices de barres de métal, placées verticalement, les préserve par conséquent de la foudre, en fournissant au fluide électrique attiré de la terre, une route directe & continuée jusqu'à la nuée; il se glisse le long des branches du conducteur jusqu'à l'extrémité de la tige élevée, & s'il n'y a point d'interruption, il se disperse delà sans explosion au milieu des vapeurs qui l'ont attiré.

HUITIEME DEMANDE.

LE fluide électrique que les nuées attirent de la terre, a, pour ainsi dire, autant de conducteurs à sa disposition, qu'il y a sur la surface de cette planete, de corps élevés entre elle & la nuée: les conducteurs artificiels de M. Francklin, d'autres conducteurs ignorés dans les édifices, les clochers, les arbres, ceux qui ont toute leur seve sur-tout, (suivant les expériences de M. l'Abbé BER-THOLON), les hommes & les animaux

son

font dans ce cas, des conducteurs d'é-
lectricité.

Neuvieme Demande.

Les conducteurs du fluide électrique de la terre, comme les tiges de
fer difposées pour les obfervations ou
les conducteurs de M. Francklin, les arbres, &c. ont avec elle, une communication immédiate ; les hommes &
les animaux fervent de pareils conducteurs, tant qu'ils communiquent à la
terre, & ils font alors brûlés aux endroits que la foudre a touchés ; mais
fi cette communication eft interceptée,
fi un homme, placé entre une nuée
orageufe & un fol fort électrique, eft
ifolé, il ceffe d'être conducteur; il livre
feulement fon propre fluide électrique,
comme les animaux foudroyés dans les
expériences *quatre* & *cinq*, & il perd la
vie.

Dixieme Demande.

Quand on électrife un homme,
on le place fur du verre, ou fur un
pain de réfine, ce qu'on appelle l'i-
foler ; on attire en tournant le plateau,

D

dans le conducteur auquel cet homme
communique, une partie de son fluide
électrique, qu'il est aisé de lui restituer
visiblement, en approchant de quelqu'une de ses parties un corps qui a
toute son électricité Si l'on veut donner
à cet homme le coup foudroyant
avec la bouteille de Leyde, il faut également qu'il soit isolé; pour peu qu'il
ait de communication avec un conducteur d'électricité, il rit des vains efforts
de celui qui l'électrise ; il reprend
d'un côté le fluide électrique, qui passe
rapidement de l'autre, dans la bouteille;
il n'éprouve point de commotion.

CONSÉQUENCE.

IL résulte de ce que j'ai dit : 1° que
les hommes admettent le fluide électrique dans leur constitution; 2°. qu'il y
a entre eux & l'atmosphere un commerce d'électricité, par lequel celui des
deux qui a le moins, attire de celui qui a
le plus; 3°. que cette attraction se ma-
nifeste dans les petits animaux que l'on
foudroye avec la bouteille de Leyde
& le tableau magique ; 4°. qu'une nuée
est un corps dépourvu de fluide élec-

trique, qui attire tout celui qu'il peut extraire des corps électriques situés à sa portée; & que c'est dans la terre qu'il trouve la principale source de ce fluide; 5°. que les corps verticaux, & sur-tout les arbres, servent de conducteurs à l'électricité que la nuée attire de la terre; & que ceux qui se trouvent sur le passage du fluide électrique durant son ascension vers la nuée, comme les clochers, les hautes maisons, en essuyent l'explosion; 6°. que les conducteurs inventés par FRANKLIN *désisolent* ces corps, & conduisent le fluide à la nuée par un chemin direct au moyen duquel l'explosion ne peut avoir lieu; 7°. que les hommes servent aussi de conducteurs au fluide électrique de la terre, s'ils communiquent avec elle, & qu'ils sont alors *brûlés* par le contact; 8°. enfin, que s'ils sont isolés, la nuée les dépouille de leur fluide électrique, & ils meurent *foudroyés.*

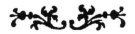

PARTIE MÉDICALE.

SECTION PREMIERE.

Observations sur les hommes.

LES observations médicales s'accordent tant avec les *demandes* que j'ai faites qu'avec les *expériences* physiques que j'ai rapportées pour autoriser mon opinion, & elles concourrent ainsi à établir les conséquences précédentes : mais on a peu d'observations exactes sur ce sujet ; car, que de fables n'ont point fait débiter & écrire là-dessus, l'exaltation de l'imagination, l'avidité du merveilleux, & la crainte qui grossit toujours les objets. J'ai recueilli les faits dont la vérité est appuyée du témoignage des plus habiles Physiciens ; j'y ai ajouté ceux que des Médecins célebres ont approuvés & commentés ; j'en ai emprunté de l'Histoire Naturelle & de la Botanique, sans négliger quelques remarques minutieuses en apparence, mais qui

ont un rapport intéreſſant à mon ſujet
& aux principes de la phyſique ; j'ai
rejetté tout le reſte.

PREMIERE OBSERVATION.

LE Pere COTTE raconte, dans ſon
Traité de Météorologie, que M. le
MONNIER s'étant placé dans ſon jardin
& pendant un gros orage ſur un pain
de réſine, y fut vivement électriſé ; en-
ſuite qu'il jaillit des étincelles de pluſieurs endroits de ſon corps.

SECONDE OBSERVATION.

M. le Monnier n'eſt pas le ſeul Savant qui ſe ſoit expoſé au danger de
perdre la vie, par le deſir de s'éclairer
ſur les phénomenes de l'électricité :
tout le monde ſait qu'en 1759, RICK-
MANN, Profeſſeur de Phyſique à Peterſ-
bourg, fut foudroyé en conſultant ſon
conducteur, pendant le paſſage d'une
nuée ſous laquelle il s'étoit ſans doute
iſolé, ſoit par haſard, ſoit afin d'inter-
roger ſon inſtrument avec plus de
ſuccès.

On lui ouvrit deux fois la veine ;

mais il ne vint point de fang : on ne trouva aucune trace de brûlure affez confidérable pour avoir pu donner la mort; & le cadavre préfenta des marques d'inflammation intérieures, dont la caufe ne paroiffoit pas s'être introduite du dehors.

Troisieme Observation.

Lorsqu'on coupe, dit M. *MARAT*, le cou à un poulet, à un moineau, à un rat, immédiatement après qu'ils ont été tués par une forte commotion, on ne voit jamais le fang jaillir; il n'en tombe pas même une feule goutte : cet Auteur attribue ce phénomene à l'érétifme; je demande s'il ne viendroit pas plutôt de l'abfence du fluide électrique enlevé par la commotion, & reconnu pour l'agent de la liquéfaction, & fans lequel l'eau, felon les Phyficiens, feroit toujours dans l'état de glace.

Quatrieme Observation.

On lit, dans la Collection Académique, que deux Ecoliers du collége de *Wadham*, ayant été foudroyés dans un

bateau, furent fubmergés au même inftant ; que l'un qui flottoit au gré des
eaux, fut retiré roide mort une minute
après le coup de tonnerre, fans qu'il fût
poffible de le rappeller à la vie, par les
moyens ordinaires de fauver les noyés,
& que l'autre, qu'on avoit trouvé les
pieds enfoncés dans la vafe, étoit vivant,
en forte qu'on n'eut d'autre fecours à lui
adminiftrer, que pour calmer le trouble
de fes fens, & le guérir d'une extrême
foibleffe ; qu'on ne vit aucune plaie fur le
cadavre, & que les vêtemens étoient dé-
chirés & emportés par lambeaux, comme
s'ils euffent été arrachés. (*Partie étrangere,*
tom. 1. *pag.* 38. *BARTHOLIN* (*Erafme*)
a d'ailleurs décrit (*ibid. tom.* 6. *p.* 426),
les ravages d'un coup de foudre dans
une maifon dont toutes les vitres furent
fracaffées & pouffées de dedans en dehors.

CINQUIEME OBSERVATION.

Un homme, fuivant que nous l'ap-
prend le même Ouvrage (*tom.* 6, *pag.*
328.) étant allé avec fa femme & fa
fervante, dans un pré qu'il faifoit fau-
cher, & y ayant été furpris d'un orage, ils

se mirent tous à couvert sous une meule
de foin, tandis que les faucheurs se
réfugierent sous un buisson voisin. Chacun avoit à peine choisi sa retraite, que
le mari & la femme furent foudroyés,
& moururent sur le champ : on trouva
leurs habits percés en différens endroits
de petits trous ronds du diametre d'un
pois, & on apperçut sur leur peau, de
petites taches livides de la même forme
& de la même étendue ; la servante,
qui étoit très-près d'eux, ressentit aussi
le coup de tonnerre ; mais elle ne perdit
pas la vie, & se rétablit par le moyen
de quelques secours. On sent ici de
vifs regrets de n'avoir pas le rapport
de plusieurs particularités qui pour-
roient fournir des éclaircissemens utiles :
il est, par exemple, aisé de conjecturer
que les deux époux étoient allés visiter
leurs ouvriers avec des chaussures de
cuir, garnies de poix, qui sont des isoloirs, & qu'ils n'avoient pas quitté ces
isoloirs pour se garantir de la foudre ; en
même-temps qu'il y a tout lieu de croire
que leur servante portoit des sabots, ou
peut-être qu'elle marchoit pieds nuds,
& qu'elle étoit par conséquent placée
de maniere à servir de conducteur

d'électricité, aussi bien que les faucheurs qui n'avoient pas non plus été victimes de la foudre.

Jean-Marie HOFFMANN, n'imaginant pas que des trous ou des vessies semblables, qu'il avoit observées sur le cadavre d'un homme tué par la foudre, eussent pu être la cause de sa mort, en avoit conclu que les personnes foudroyées meurent de suffocation, & par cessation subite des fonctions vitales. (*Ibid. tom. 6, pag. 358.*)

SIXIEME OBSERVATION.

Le Journal de Médecine, du mois de Juillet dernier, rapporte (*pag.* 434), une *observation sur les effets du tonnerre*, plus propre que toutes les précédentes à démontrer la marche du fluide électrique, & d'après laquelle on changera d'autant plus volontiers d'avis sur cette marche, que la maniere d'expliquer les phénomenes de l'observation, est indifférente au Médecin qui la publie & qu'il les expose simplement suivant l'opinion reçue que le *tonnerre est tombé* sur les personnes qu'il a observées.

» *La foudre tomba* sur un noyer, &

D 5

» vint frapper quatre personnes qui
» étoient auprès de cet arbre; les effets
» que le tonnerre produisit sur cha-
» cune de ces personnes furent diffé-
» rens d'intensité, en raison directe de
» leur éloignement de l'arbre «

» Le noyer ne fut que très-peu en-
» dommagé; ce ne fut que le troisieme
» jour après l'accident, qu'il se dé-
» tacha du milieu de cet arbre, une
» affez grande quantité de feuilles brû-
» lées dans leur circonférence, de la
» largeur d'une ligne environ; mais
» trois perches de la longueur de dix à
» douze pieds, qui étoient dreffées con-
» tre le tronc du noyer, furent frap-
» pées de maniere que le tonnerre
» enleva à chacune un quart de pouce
» de leur écorce dans toute leur lon-
» gueur, & en décrivant une ligne si
» droite, qu'on eût pu croire qu'elle
» étoit l'ouvrage d'une attention sou-
» tenue «.

Je ne m'arrêterai pas à faire voir
que cette defcription eft très-exacte-
ment celle de la marche d'un feu
parti de bas en haut, tel que M.
Mourgues l'a obfervé (*ci-devant pag.*
56).

» La femme eut les deux cou-de-
» pieds brûlés, précifément à l'endroit
» recouvert d'un morceau de cuir qui
» retenoit fes fabots, & appellé *bride*
» *de fabot* «. N'eft- il pas vrai qu'un feu
venu de haut en bas auroit d'abord
brulé la bride au lieu du pied ? N'eft-
il même pas plus vraifemblable que
le pied eût été épargné fous cette bride,
& peut-être brûlé autour ? La plus
légere enveloppe défend les corps de
l'impreffion d'un feu extérieur qui
paffe rapidement, comme quand on
enveloppe de papier découpé , un œuf
que l'on veut marbrer à la flamme
d'une bougie.

Les fujets bleffés avoient fervi ,
comme l'arbre, de conducteurs au fluide
électrique attiré par la nuée ; il auroit
gliffé fur leurs organes fans les bleffer ,
fi le fluide électrique n'eût pas été retenu par des bandes de cuir, & par des
vêtemens ; il n'a brûlé la peau fous ces
vêtemens , que parce qu'il a féjourné un
inftant fous les obftacles qu'il a rencon-
trés. Les Matelots s'amufent en effet
quelquefois à deffiner fur leurs bras ,
des croix , des ancres , leur nom , &c.
avec de légeres traînées de poudre à

canon ; puis ils y mettent le feu ;
cette opération rapide ne brûle pas ;
elle laiſſe ſeulement une tache bleue qui
ne s'efface plus , & qui repréſente ce qui
a été deſſiné ; mais quand ils veulent
jouer un tour à quelque Novice , ils
lui font croire que pour avoir de ces
marques , il faut que la traînée de
poudre ſoit recouverte de papier appliqué à la peau ſur le deſſin ; & ceux
qui ſe laiſſent ainſi leurrer , ſont brûlés
au vif.

Les autres perſonnes foudroyées ,
dont parle M. GONDINET , n'ont été
bleſſées , comme la premiere , qu'à des
endroits recouverts de hardes. La troi-
ſieme avoit ” les épaules & pluſieurs
” endroits du dos couverts de taches
” noirâtres, dont les unes étoient larges
” comme des lentilles , & d'autres
” un peu plus ; il n'y avoit ni am-
” poules , ni écorchures , mais de la
” ſéchereſſe ; la partie des habillemens
” qui répondoit à ces taches , étoit
” criblée de trous ”.

Le dernier , qui étoit le plus près
de l'arbre , fut le plus maltraité par
la foudre ; elle lui avoit fait des brûlures profondes , toujours à des en-

droits du corps couverts de vêtemens;
» les habillemens extérieurs avoient
» été totalement épargnés, la chemise
» étoit brûlée, & non point la culotte,
» & les endroits brûlés exhaloient
» l'odeur du souffre «, substance abon-
dante dans les entrailles de la terre,
d'où étoit venue la foudre.

On remarquera qu'aucune des personnes, qui font le sujet de cette observation, n'étoit isolée; puisqu'aucune
n'a été dépouillée de son fluide électrique, & par conséquent mise à mort.

Septieme Observation.

J'ai vu à *Rochefort* une jeune Etran-
gere brûlée par le fluide électrique
qu'une nuée atttira d'un bâtiment
mouillé dans la Charente à bord duquel
elle étoit. Il faisoit un orage, elle
étoit sur le pont, un éclair lui fit
voir le bâtiment en feu; elle poussa
un cri, & le feu pénétra dans sa
poitrine pendant l'inspiration qu'elle
fit, après avoir crié; elle fut seule
blessée de tout l'équipage. La langue,
les gencives, le palais, l'arriere-bouche
étoient enflammés, comme si elle eût
avalé de l'eau bouillante, & elle souf-

froit autant ; la trachée artere, & le poumon étoient vraifemblablement dans le même état, à en juger par la difficulté de la refpiration ; la malade avoit une fievre inflammatoire ardente, fon fang étoit couënneux, l'ardeur de poitrine extrême, la foif inextinguible ; elle vécut jufqu'au troifieme jour dans des douleurs affreufes, fans délire, & fit fes difpofitions ; la maladie n'offrit d'autre fymptôme que ceux d'une brûlure confidérable, vifible en partie, qui avoit enflammé l'organe de la refpiration. Je ne pus ouvrir le cadavre.

HUITIEME OBSERVATION.

M. l'Abbé CHAPPE D'AUTEROCHE a fait aufli en perfonne une obfervation à peu près femblable. Le tonnerre jetta à terre un Payfan de Bitche en Lorraine, lui brûla le vifage, les reins, les poils de la poitrine, & lui laifla, depuis le jaret jufqu'au pied de la jambe gauche, une trace femblable à celle que laiffe une traînée de poudre qui a été enflammée ; mais la fanté du Payfan, ne fut pas même dérangée par cet accident. (*Voyage en Sibérie, tome XI, page* 715.)

Ordinairement on ne meurt pas de ces brûlures, ou si cela arrive, c'est des suites de la plaie, comme on périt d'une plaie de toute autre nature, qui attaque des organes essentiels, ou qui tourne mal. Dans les cas, au contraire, ou la foudre a frappé de mort ; on ne voit aucune trace de brûlure sur les cadavres ; j'en ait dit la raison : c'est parce que les sujets, au lieu d'être touchés par le fluide électrique jaillissant de la terre à la nuée, fournissent eux-mêmes le fluide électrique qui entroit dans leur constitution & vivifioit leurs parties.

Je terminerai ici mes observations médicalés sur les effets du tonnerre, & je passerai sous silence des narrations puériles qui se trouvent dans plusieurs Ouvrages où la réputation des Auteurs n'auroit pas permis de les soupçonner.

Observations sur les animaux.

Les animaux sont moins sujets à être foudroyés que les hommes ; du moins les circonstances ne nous permettent-elles pas d'en être aussi souvent instruits. Comme ils sont sans

vêtemens, fans chauffures, ils ont toujours communication avec la terre, &
d'ailleurs l'inftinct les porte à fuir les
lieux où ils feroient ifolés ; je n'en
citerai que quelqu'exemples ; le premier
équivaut à tous, à caufe des connoiffances & de l'exactitude de l'Auteur
de qui je l'emprunte.

NEUVIEME OBSERVATION.

M. *MULLER* rapporte (dans fes *Lettres
fur la tourmaline du Tirol*) à l'occafion
des recherches qu'il faifoit fur cette
pierre précieufe, qu'étant fur la montagne nommée *Greiner*, fes conducteurs
le prefferent tout-à-coup de fe retirer,
pour éviter les dangers d'un orage
prochain ; le Naturalifte eut beau
leur objecter que l'atmofphere étoit
pure & fans nuages, ils infifterent à
ne pas perdre un moment pour fe
mettre en chemin, en lui faifant re-
marquer que des moutons qui erroient
auparavant fur les plus hautes cîmes
de la montagne, en defcendoient avec
précipitation pour fe raffembler autour
d'un roc de talc, ce que l'expérience
leur faifoit regarder comme le préfage

infaillible d'un orage dangereux ; en effet, cet orage éclata avant que M. Muller eût gagné le pied de la montagne, & lui caufa un vif effroi dans la cabane où il s'étoit retiré.

Dixieme Observation.

Sans l'inftinct, les oifeaux feroient prefque toujours expofés à être foudroyés : les hirondelles & les alouettes, fortes de volatiles très-électriques, ne s'elevent dans l'air que quand le temps eft ferein : il n'y a pas plutôt apparence d'un amas de vapeurs, & lorfque cela nous paroît tel, elles en ont depuis long-temps la certitude, que les premieres rafent la furface de la terre & des eaux pour éviter l'électrifation ; & être à portée de fervir de conducteurs ; d'où cette maniere de voler des hirondelles a paffé pour le préfage certain des nuées orageufes. Les allouettes fe tapiffent fous des mottes, & annoncent par-là le même changement.

Onzieme Observation.

Les corps animaux qui, de notre

connoissance, sont les plus exposés à
être foudroyés, sont les œufs des oiseaux placés à de grandes distances de
la terre, & qui ne reposent le plus
souvent que sur des corps mous, peu
capables de servir à la communication
du fluide électrique : quand ces œufs
éprouvent l'influence de la foudre, ou
qu'ils sont électrisés, les animaux qu'ils
contenoient périssent dans peu de temps,
sans que les coquilles qui les envelop-
pent soient brisées : cela ne prouve-t-il
pas qu'ils n'ont essuyé d'autre accident
que l'enlevement de leur fluide électrique ?

Douzieme Observation.

Ne pourroit-on pas attribuer un
point singulier de la conduite des pies,
dans les précautions qu'elles pren-
nent pour construire leurs nids, à
l'instinct de se préserver, elles, leurs
œufs, ou leurs petits, des impressions
de la foudre ? On sait que ces oiseaux
placent leurs nids au haut des plus
grands arbres, où ils sont fort exposés
à la foudre : mais ils n'oublient rien pour
les en garantir : ils les composent à cet

effet extérieurement de buchettes flexibles & de mortier de terre gâchée, & les recouvrent de petites branches entrelaſſées, qui ſont d'excellens conducteurs d'électricité; & ce qu'il y a encore de plus ſingulier dans cette conſtruction, c'eſt que, comme s'ils prévoyoient que ces branches en ſe deſſéchant, perdront leur propriété *conductrice*, ils y ajoutent des conducteurs inaltérables, tels que différens morceaux de métal, de mauvais clous, des pieces de monnoie, & même des uſtenſiles qu'ils dérobent dans les maiſons où ils ſe ſont familiariſés : ce qui a fait débiter ſur leur prétendue paſſion de voler des métaux, bien des choſes que des témoignagnes irréprochables, & entre autres celui de M. le Comte de BUFFON, (*tom. V des Oiſeaux, pag.* 121, *note*) ne permettent pas de regarder comme des fables.

TREIZIEME OBSERVATION.

IL s'enſuit de-là, que la précaution des gens de la campagne, qui placent des pieces de métal ſous les œufs qu'ils deſtinent à être couvés, & qui les y laiffent pendant tout le temps de l'incubation, dans la vue de les préferver de la foudre, ou dans leur langage, d'être *tournés* par les coups de tonnerre, peut moins être un ufage fuperftitieux, tel qu'il le paroît au premier coup d'œil, qu'avoir pour but de les *défifoler*, ou de continuer la chaîne des corps électriques entre les œufs & l'aire où ils font, afin de les préferver de la foudre, en en faifant autant de conducteurs d'électricité.

Obfervations fur les végétaux.

QUATORZIEME OBSERVATION.

On remarque que les vieux arbres, les anciens ceps de vignes, &c. parvenus à la caducité, fi l'on peut fe fervir de cette expreffion, périffent prefque toujours par l'effet d'un orage qui leur enleve le refte de leur fluide électrique, tandis que leurs racines ont perdu la propriété de le recouvrer. Souvent une ou quelques branches d'un jeune arbre, périffent fur le champ par la même caufe foutenue de quelque circonftance difficile à faifir, qui intercepte la reſtitution du fluide électrique, dont elles ont été dépouillées par un orage.

Quinzieme Observation.

Les arbriſſeaux , placés dans des caiſſes, ſi elles ne ſont pas de bois ou de métal , ou de quelqu'autre ſubſtance électrique par communication , les plantes à fleur qu'on cultive dans des pots de fayance, ou de terre verniſſée , qui ſont par conſéquent iſolées dans des corps électriques par euxmêmes, ſont les plus ſujettes à ces accidens, lorſque les Cultivateurs n'ont pas ſoin de faire communiquer la terre dans laquelle elles ſont , au globe terreſtre , ſoit par de la terre même, ſoit par quelque branche de métal ; telle eſt la cauſe deſtructive de la plupart des parterres établis ſur des terraſſes ou en amphithéâtre.

Obſervations ſur les ſubſtances ſuſceptibles de putréfaction.

Seizieme Observation.

Un orage , un ſeul coup de tonnerre fait ſouvent paſſer le vin, la biere,

& toute autre liqueur douée de la fermentation vineufe, à la fermentation acéteufe ; il corrompt la viande & le poiffon dans un clin-d'œil, fait exhaler l'odeur infecte des latrines, des bourbiers, des égoûts, &c. fans doute parce qu'il en attire le fluide électrique, comme le prouve l'obfervation des cadavres des animaux foudroyés par la bouteille de Leyde ou par le tableau magique, lefquels exhalent l'odeur de la putréfaction, prefque immédiatement après l'expérience.

DIX-SEPTIEME OBSERVATION.

ON ajoute à l'hiftoire du malheureux *Rickman* (pag. 77), que fon cadavre fe trouva fi corrompu qu'on eut peine à le mettre entier dans le cercueil.

DIX-HUITIEME OBSERVATION.

MUSCHEMBROECK (*Introd. ad Philof. Nat.*) fe plaint d'avoir été fort incommodé par fes exercices d'électricité, foit en frottant les tubes de la main, foit en tirant des étincelles de fes doigts. Son époufe, qui l'aidoit dans fes expériences, fe trou-

voit mal, perdoit fes forces, & étoit
obligée de quitter la partie.

DIX-NEUVIEME OBSERVATION.

LE Pere BARLETTI (*Journal de Méd.*,
Août 1780) pofe en fait & établit
comme un principe, „ que l'électricité
„ difpofe les fubftances animales à l'al-
„ kalefcence & à la diffolution, de
„ même que les fubftances inflamma-
„ bles à la combuftion „.

VINGTIEME OBSERVATION.

UN recueil Allemand, (intitulé:
*Travaux d'une fociété d'amis, fcruta-
teurs de la nature à Berlin*), a publié
ce qui fuit: M. BRINKMAN ayant un
jour fait un grand nombre d'expériences d'électricité, l'air de la chambre
étoit tellement chargé de feu électrique, que tous ceux qui étoient préfens
s'en plaignirent. „ Je ne fentis encore
„ rien d'extraordinaire, dit ce Savant
„ Médecin, finon une légere angoiffe
„ dans les momens qu'occupé à tourner
„ le difque du verre, je refpirois trop
„ abondamment le fluide électrique.
„ Mais le troifieme jour, je fus atta-
„ qué d'un point de côté, peu fenfible,
„ dans les environs du grand mufcle

» pectoral gauche : quelques heures
» après, il s'y joignit une grande diffi-
» culté de respirer, un abattement gé-
» néral, une diarrhée *putride* très-co-
» pieuse, une fievre continue, &c.;
» en un mot, j'eus une péripneumo-
» nie *putride* bien caractérisée. Ce qu'il
» y eut de plus insupportable, ce fut
» un sentiment avant-coureur d'une
» grande angoisse, & un mal de cœur
» dont je fus attaqué toutes les fois
» que l'odeur de la matiere électrique
» me vint en idée «. (*Voyez ci-devant*,
pag. 22.)

» Etant relevé de cette maladie, je
» voulus reprendre mes expériences
» électriques; mais à peine eus-je res-
» piré le fluide électrique, que j'é-
» prouvai des palpitations de cœur,
» & le sentiment du même obstacle
» à la respiration, à l'endroit où je l'a-
» vois d'abord essuyé. Je fus obligé
» d'aller prendre l'air, & il se passa
» plusieurs heures avant que je pusse
» respirer librement. Très-long-temps
» après, j'eus les mêmes accidens, lors-
» que je voulus tenter de nouveau si je
» pourrois continuer mes travaux elec-
» triques «.

RÉCAPITULATION.

RÉCAPITULATION.

CES obfervations ferviront à l'explication des phénomenes électriques. Voici ce qui en réfulte : La foudre ne tue que les perfonnes ifolées , & qui ont ceffé par là d'être conducteurs d'électricité ; les effets de la foudre fur les cadavres, font marqués par de petits déchiremens, de petites élévations qui caractérifent la fortie de quelques corps; les vîtres même des appartemens ravagés par la foudre font jettées du dedans en dehors; les animaux, qui reftent rarement ifolés , ne font jamais, autant que nous pouvons le favoir, frappés de la foudre, & ils ont l'inftinct de s'en garantir; les moutons qui font en quelque forte ifolés en paiffant fur les plus hautes montagnes , & les oifeaux pendant leur vol, fe rendent conducteurs, quand ils prévoyent les orages, & leur conduite à cet égard nous fait infailliblement prédire ces changemens de temps ; les pies garantiffent leurs nids prefques ifolés de l'impreffion de la foudre, en y plaçant des conducteurs d'électricité, & les Pay-

E

fans ont confacré cette méthode, pour en
garantir les œufs qu'ils font couver,
les végétaux périffent de la foudre
comme les animaux, s'ils n'en font
préfervés par les mêmes précautions ;
enfin, le vin & la biere s'aigriffent, &
les fubftances animales fe putréfient fur
le champ par l'influence de la foudre,
comme les animaux foudroyés par
l'expérience de Leyde.

Quoique la plupart de ces corps ne
foient pas ifolés ; leur altération vient
de ce que le fluide électriqne eft attiré
de toutes parts autour d'eux , comme
d'eux-mêmes , & qu'ils manquent par-
conféquent d'une fource capable de leur
rendre celui dont ils ont été dépouillés;
ce qui revient à peu près au même que
s'ils étoient ifolés.

CONSÉQUENCES.

NE peut-on pas conclure des expériences & des obfervations précédentes ? 1°. que l'action d'*électrijer* un
corps par art, au moyen de la machine
électrique, le dépouille de fon fluide
électrique, ou le *defelectrife* ; 2°. que
les vapeurs, qui forment les orages,

ont la propriété de défélectrifer les corps ; 3°. que les corps pour être défélectrifés ont befoin d'être ifolés ; 4°. que la foudre eft l'enlevement fubit du fluide électrique des corps placés à la portée des nuées ; 5°. que cet enlevement eft *la caufe de la mort des perf nnes qui font tuées par la foudre* ; 6°. que la foudre eft différente du tonnerre par rapport à l'action de l'une & de l'autre fur les hommes, en ce que celui-ci n'eft qu'un enlevement du fluide électrique de la terre & des corps placés fous la nuée, & l'autre eft l'enlevement entier de ce fluide; 7°. enfin, que les brûlures furvenues aux perfonnes placées dans le voifinage d'une nuée, font l'effet du *tonnerre*, & la mort celui de *la foudre*. D'où il arrive le plus fouvent que les premieres font brûlées fans avoir perdu la vie, & les autres tuées fans être brûlées; mais dans certaines circonftances, on peut être en même-temps brû é par le tonnerre & foudroyé. En voici un exemple récent, dont le rapport paroît très-exact.

Vingt-unieme Observation.

» M. Lanz, célebre Mathématicien
» de Ratisbonne, y eſt mort (*Affiches*
de Paris, 23 *Août* 1785), frappé de la
» foudre, au retour de Sinchingen, où
» il avoit été faire élever un para-ton-
» nerre. Vers les ſix heures du ſoir,
» il ſe promenoit dans l'allée nommée
» *Linden*, avec un de ſes amis, qui
» vouloit l'emmener, parce que le
» temps menaçoit de tourner à l'orage:
» mais, aimant à conſidérer la nature,
» même dans ſes tableaux les plus
» effrayans, il s'obſtina à reſter; &
» lorſque l'orage ſe fut déclaré, il alla
» ſe mettre à l'abri de la pluie contre
» un mur. Il y fut à peine, que le
» tonnerre qui grondoit avec vio-
» lence, *tomba* ſur lui, & le renverſa
» mort aux pieds de ſon ami. On ac-
» courut auſſi-tôt; ou lui ouvrit la
» veine, mais inutilement. (*Voyez*
» *ci-devant ving-deuxieme & vingt-troi-*
» *ſieme Obſervations*, *pag.* 77 & 78.)
» Il ne donna aucun ſigne de vie. Le
» tonnerre l'avoit d'abord frappé à la
» tête, puis, ſe gliſſant le long de ſon

» visage, étoit entré dans sa bouche &
» sorti par son côté, d'où il étoit tombé
» sur ses souliers & avoit endommagé
» ses boucles ; après quoi, il s'étoit en-
» foncé dans la terre en lui perçant le
» pied «.

Suivant mes conjectures, le tonnerre se seroit au contraire élevé de la
terre sous le pied de M. Lanz, & il
auroit *brûlé* en s'élevant, le soulier,
le visage, le côté, & endommagé les
boucles ; mais le Savant auroit en même-
temps été *foudroyé*, parce que la nuée
auroit enlevé tout son fluide électrique.
Quelque circonstance qu'on n'aura point
saisie, l'aura *désisolé*, tandis que son ami
sera resté en contact avec la terre, &
aura par conséquent été garanti.

SECTION DEUXIEME.

Préservatifs de la foudre.

1°. L A principale attention à faire
pour éviter la foudre, est celle de

n'étre pas isolé durant les nuées; c'est-
à-dire de n'avoir entre soi & la terre
aucun corps propre à intercepter la
contiguité du fluide électrique & son
cours d'un corps à l'autre. Outre les
isoloirs employés dans les expériences
de l'électricité artificielle & connus, tels
que le verre, la résine, &c. il y en a
d'autres dont on ne se défie pas : les
bas de soie, par exemple, les souliers
imprégnés de poix, sont des isoloirs
sur lesquels on est en danger d'être
foudroyé.

2°. Il faut bien se donner de garde
de courir ou de sauter au-dessous d'une
nuée, tandis qu'elle exerce son attraction sur les corps pourvus de fluide
électrique ; dès qu'on perd terre, on
risque d'essuyer la foudre. Ce n'est
pas que l'air qui sépare de la terre
un homme qui court ou qui saute,
soit un parfait isoloir, ni qu'il intercepte totalement le courrant du fluide
électrique ; mais cette portion d'air
n'est pas un véhicule de ce fluide suf-
fisant pour remplacer, ni en quantité
ni avec assez de vîtesse, celui que la
nuée enleve.

VINGT-DEUXIEME OBSERVATION.

UN foldat de milice fut foudroyé fur une place d'armes , en courant pour fe mettre à l'abri de la pluie d'un orage. Ce fait m'a été rapporté par des perfonnes dignes de foi. On ne trouva fur le cadavre ni brûlure ni contufion. On auroit plufieurs traits femblables à citer.

VINGT-TROISIEME OBSERVATION.

QUI fait fi ce n'eft pas la foudre qui a fait périr les malheureux Aëronautes de Boulogne ? Quelle difficulté y auroit-il de croire que le globe plein d'air inflammable & inclus dans la montgolfiere , aura été pour eux comme une grande bouteille de Leyde; que la nuée en aura enlevé le fluide électrique comme dans l'électrifation (*pag.* 58) , & qu'elle aura enfuite foudroyé les Voyageurs en attirant le leur ? N'eft-il pas poffible que leurs mouvemens, leurs contacts, &c. aient rempli les conditions qui font néceffaires pour opérer le coup foudroyant, tandis qu'ils étoient ifolés à une dif-

tance exceffive de la terre ? Cette idée
ouvre une nouvelle carriere aux recherches qu'exige la navigation aërienne.
Déjà plufieurs expériences malheureu-
fes de l'explofion du globe aëroftatique
(*voyez feptieme experience*) tendent à
autorifer mon opinion.

30. On pourroit, ce me femble, fe
préferver de la foudre en plaçant un
ifoloir entre foi & la nuée; on inter-
cepteroit infailliblement par là la force
attractive des vapeurs, comme on in-
terrompt par le même moyen l'attraction qui fe fait dans l'électrifarion.

Vingt-quatrieme Observation.

Si dans une chaîne de plufieurs
perfonnes qu'on électrife, une d'elles
tient en main un morceau de verre
ou un bâton de cire d'Efpagne, l'é-
lectrifation finit à cette main, les perfonnes au-delà ne fourniffent plus rien
au conducteur, & n'attirent plus de
bluettes des corps qu'on approche
d'elles.

Ainfi il pourroit convenir de fe
mettre du verre fur la tête ou d'avoir
un chapeau armé de cette fubftance

ou couvert d'une furface réfineufe ; un parapluie de toile cirée, un manteau de taffetas gommé peuvent être auſſi des préfervatifs. On en imaginera beaucoup d'autres. Si on a le choix du temps & des lieux, le conducteur de M. *Francklin* eſt le plus fûr ifoloir qu'on puiſſe placer entre foi & les nuées.

Dans une circonſtance où il y auroit fortement lieu de craindre la foudre, comme fi l'on fe trouvoit fur une montagne, enveloppé d'une nuée qui attirât de toutes parts ; en même-temps qu'on auroit foin d'être en contact immédiat avec la terre ; il ne faudroit pas non plus fe tenir debout ; il vaudroit mieux fe blotir de maniere à préfenter la plus petite furface qu'il feroit poſſible ; on feroit auſſi, par ce moyen, moins expofé à l'attouchement du fluide électrique lancé par la terre vers la nuée, ou à être brûlé par le tonnerre.

Préfervatifs du Tonnere.

POUR éviter la brûlure du fluide électrique attiré de la terre par une nuée, ou pour fe garantir du tonnerre,

il fuffira de mettre entre foi & l'air
extérieur un obftacle à la communication. On fermera foigneufement les
ouvertures de la maifon où l'on eft ;
ces ouvertures font d'ailleurs remplies
par des vitrages qui font d'excellens préfervatifs à titres d'ifoloirs ; on évitera de
féjourner dans des édifices chargés de
métaux ou remplis de vapeurs & auprès
des arbres. Le plus fûr préfervatifs eft de
fe mettre à l'abri fous un conducteur
de *Francklin*. Dans l'air extérieur, on
auroit foin de refter immobile, le moindre mouvement donné à la colonne
d'air dans laquelle on fe trouve, trace
le fillon que doit parcourir la flamme
qui s'éleve dans le voifinage.

Vingt-cinquieme Observation.

La demoifelle citée (*pag.* 85.) fuyoit
quand elle fut atteinte. Un vaiffeau qui
vogue, eft fouvent atteint de la même
maniere. On a attribué les fréquens
coups de tonnerre fur les clochers au
bruit des cloches qui rétentiffoit pendant les orages ; je crois qu'il faudroit
plutôt en accufer le mouvement de ces
corps dont il réfulte dans l'atmofphere
un fillage continuel que la flamme par-

tie de la terre fuit néceffairement de préférence à tout autre point de direction qui ne préfente aucune route tracée. C'eft ainfi que les enfans fe font fuivre en courant, par des plumes qu'ils jettent dans l'air en partant.

Qu'on y faffe un peu d'attention ; on fentira qu'il eft bien difficile que la vibration de l'air mis en mouvement par celui des cloches, parvienne jufqu'à la nuée au travers d'un air fort chargé de vapeurs, tandis qu'il eft tout fimple qu'elle influe fur le cours d'un fluide qui s'agite dans l'air immédiatement autour du lieu où fe fait l'impulfion de cette vibration.

On demandera peut-être d'où vient la foudre qui frappe les vaiffeaux en mer ? Elle vient du fein des eaux ; elle s'en éleve quelquefois d'une maniere vifible aux gens de l'équipage ; mais les vaiffeaux font plus fouvent foudroyés en rade & dans le voifinage des terres ; ce qui vient à l'appui de mes conjectures.

CONCLUSION.

La théorie de la mort des perfonnes foudroyées, une fois reconnue & mife

parfaitement d'accord avec les faits,
non feulement guidera les Médecins
vers la découverte, des fecours propres à prévenir la mort fubite cau-
fée par la foudre, & les accidens pro-
duits par le tonnere; elle éclairera encore
la carriere entiere des connoiffances
relatives à l'électricité appliquée à la
Médecine.

F I N.

TABLE

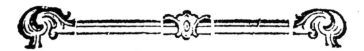

TABLE
DES MATIERES.

FRAGMENS SUR L'ÉLECTRICITÉ HUMAINE.

PREMIER MÉMOIRE.

F

dans lesquelles il y a *chaleur*, *fievre*, *sueur*, *éruption*, *diarrhée*, *hémorragie*, *sang fort rouge*, *rougeur du visage*, *oppreffion*, *laffitudes*, *toux*, *soif*, *abattement des forces*, *convulfions*, &c. Ces symptômes font auffi du plus ou moins l'effet de l'électrifation dans l'état de fanté.

Il y a deux fortes de maladies qui procedent de la moindre quantité du fluide électrique du corps humain ; celles qui occafionnent un dérangement général de l'économie, & celles qui n'affectent que quelques parties. Les premieres font les *fievres putrides*, *bilieufes-putrides*, *intermittentes*, les *bouffiffures*, *l'hydropifie*, la *leucophlegmatie*, la *cachexie*, les *rhumes*, les *fluxions de poitrine* des temps froids & humides, les *afphyxies*, les *morts fubites* durant les fortes gelées ; les autres font des maladies particulieres, dont il fera aifé de traiter quand on fera tombé d'accord fur ce qui regarde les maladies générales.

Doutes fur l'efficacité de l'électrifation. Moyens naturels d'électrifer plus fûrement que par la machine électrique.   *fuiv*,

Pour diminuer le fluide électrique dans les malades qui en ont trop : la *faignée*, l'air froid, fur-tout s'il eft humide, les bains de vapeurs & les bains domeftiques, le bain froid, les boiffons froides.

Pour augmenter ce fluide : l'électrisation, lorsqu'elle sera rectifiée, l'exercice, la gymnastique, les bains chauds, aromatiques, le quinquina, le mars, divers alimens, le chocolat, le vin, les liqueurs spiritueuses, les vesicatoires.

DEUXIEME MÉMOIRE.

Exposé succinct d'une nouvelle explication des *phénomenes électriques*, proposée comme plus vraisemblable. — Le fluide électrique est attiré dans le conducteur; il vient de l'atmosphere ou des personnes isolées. — Une personne électrifée est depouilée d'une partie de son fluide électrique, qui a passé dans le conducteur. — La bouteille de Leyde ou le tableau magique sont dépouillés de la même maniere. — Le coup foudroyant est l'action par laquelle la bouteille attire subitement le fluide électrique qui lui manque, de la personne qui la touche d'une maniere convenable. — Les nuées orageuses dépouillent de même les personnes isolées de leur fluide électrique, & les foudroyent.

Dix *d mandes*, suites de celles qu'on a vues dans le Mémoire précédent, & dix *expériences* tant anciennes que nouvelles, autorisent à croire que le fluide électrique est attiré de la terre par une nuée orageuse

4 TABLE

comme par le mouvement de la machine électrique. — Une nuée a befoin de ce fluide pour
tenir fufpendues les vapeurs qui la compofent. — Elle exerce cette attraction fur l'atmofphere qui l'environne, fur la terre, fur
les édifices, les arbres, fur tous les corps
pourvus d'électricité, placés à fa portée, fans
en excepter les hommes.

Partie Médicale, *Section premiere.* 76

Vingt-quatre *obfervations* choifies, tendent à prouver que fi un homme eft ifolé,
qu'il n'ait aucune communication avec la terre
ou avec d'autres corps électriques, & que la
force attractive de la nuée foit confidérable ;
elle lui enleve tout le fluide électrique qu'il
contient ; & il meurt foudroyé. Telle eft *la
foudre.* — Quand le fluide électrique enlevé de la terre, des métaux, des édifices,
des arbres, &c. en part dans le voifinage
des hommes qui ne font pas ifolés, & qu'il
les touche ; il brûle les parties touchées,
fur-tout fi en fuivant le conducteur de la
peau, il y eft retenu en paffant fous les vêtemens. Voilà ce que c'eft que *le tonnerre.*

Fin de la Table.

Imprimé en France
FROC021818210120
23239FR00022B/396/P